U0111918

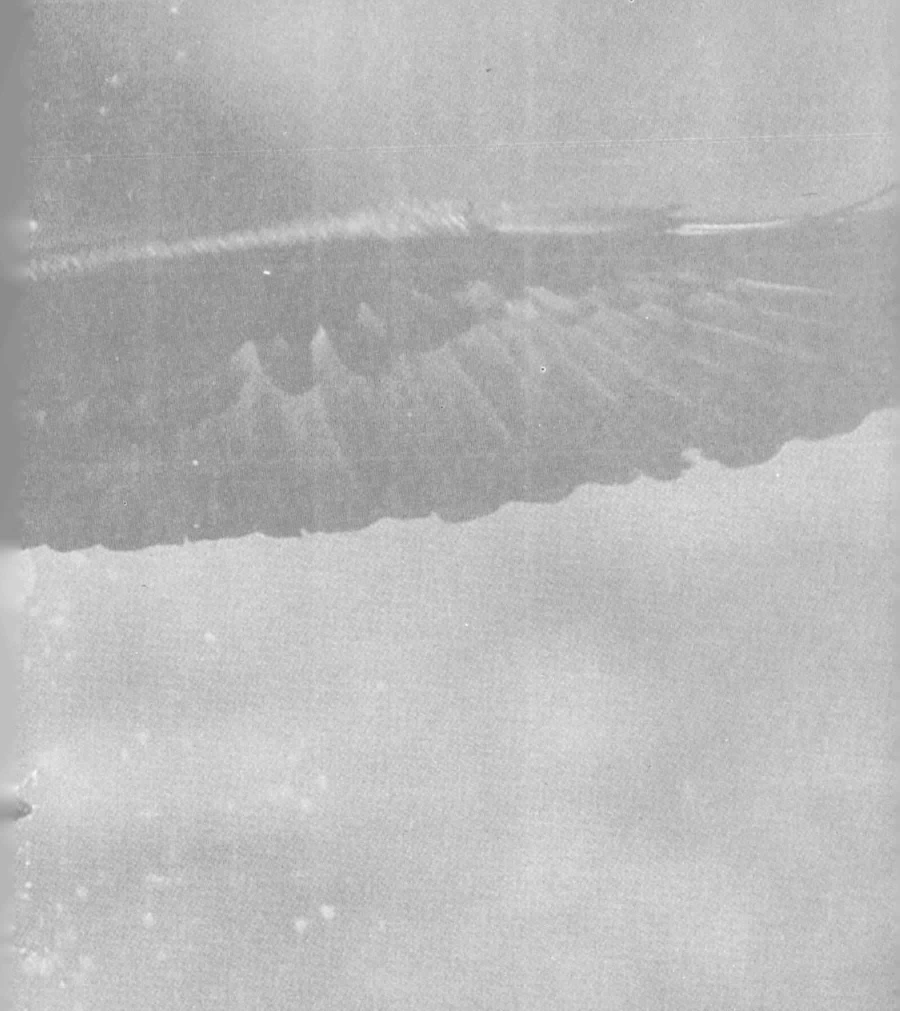

大展好書 好書大展

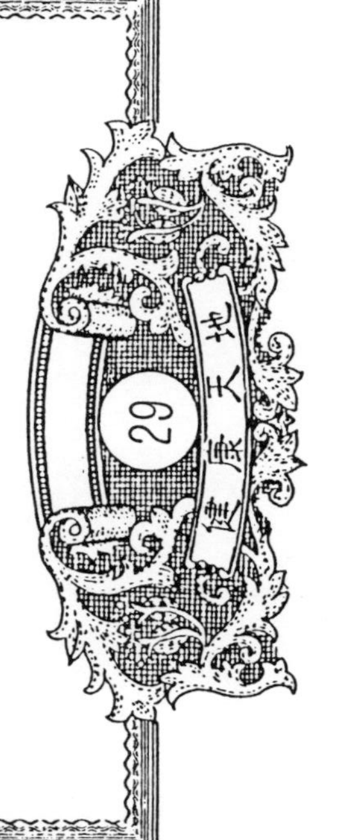

芳香療法

VIKTOR BLEVI and
GRETCHEN SWEEN／著
梁texts文琳／譯

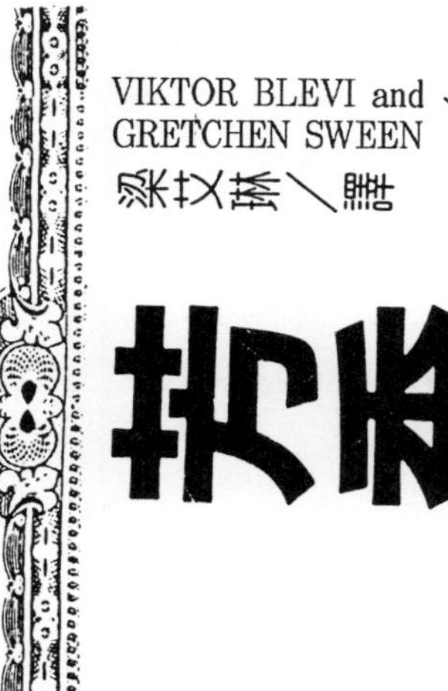

序言

本書是介紹芳香療法的入門書籍。它雖然不是專業醫學教科書，但本書所介紹的研究報告和建議，卻能幫助讀者了解最近備受矚目的保健養生之道。筆者衷心盼望讀者的觀念能澄清，這種古老的療法乃有其科學根據；而不僅只具保健、美容等美學功能而已。

基本上，芳香療法乃運用萃取自大自然的精華，用在養生保健、美容甚至充當食物等用途上。本書會針對一些常見的植物精質油，詳加介紹講解。但是，廣義來看，芳香療法的定義不僅於此；當我們手執「迷迭香」嗅其香味，頓時神清氣爽，便是達到香氣療法的功效。本書教你如何將香氣療法融入日常生活中，並指引讀者如何運用植物精質油。

近年來，芳香療法和全方位治療之應用，已愈來愈受到歡迎。但是二者之中，一般均對芳香療法持有美容功效大於治療保健的觀念。筆者認為回歸天然保健方法之興起，代表現階段文化上的二大轉變。

自從十七、八世紀工業革命以降，人類和自然的關係，始終採取征服、侵略的姿態；而今，人類開始覺悟到以往機械式的自然觀是錯誤的。因為愈來愈嚴重的環境污染以及愈形複雜的疾病（如癌症、心臟血管病變），使得現代人類不得不自我反省，幾世紀以來人類糟蹋大自然的後果，現在終究自食惡果。

正當人類在自我反省與質疑現代科學的不足與缺陷時，我們不禁要懷疑根深蒂固的觀念，那就是：人體只是一部神奇奧妙的機器嗎？所謂科學的先進醫療法，耗費不貲且副作用層出不窮。因此，西方人轉而訴求不污染環境，並對人體無害的自然養生保健之道。芳香療法便是其中之一。

全方位養生保健人士認為人體不應被視為像部機器，而是個大自然孕育出的複合有機體。體內之功能各有高、低階，但彼此的作用息息相關、環環相扣。人體儘管自身具備複雜功能，但整體而言，它對外在環境非常敏感，會受到多方面如食物、心理、感官上、遺傳性、以及文化上因素之刺激，而相對產生不同的反應。也許，現代科學不甚相信上述說法，認為未經科學實驗證實的說法為無稽之談。

然而芳香療法一方面重視自然養生保健派的觀念，一方面亦經現代科學證實其功效；故其地位能超越二派的範疇侷限，自樹一格，較為一般大眾接受。

筆者認為大眾對芳香療法的接受程度高。原因之一在於：芳香療法讓人們重新得以接觸自然世界。雖然部份人類之強勢文化，持著與大自然敵對的立場。但仍有其他部份文化不強調征服者的角色。另一方面，在人類文明發展之初，對各種知識範疇與經驗，並未嚴格劃分學科領域。也是在近代才有科學、藝術、宗教等學科名稱出現。

歷史上許多知名的科學家，同時也是傑出的哲學家與詩人；例如亞里斯多德、法蘭西斯•培根及歌德等人。甚至科學成就傑出者如黑死病之父諾斯卓達謨斯（Nostradamus）和牛頓，他們咸視自己乃從事宗教活動。

但自從人類進入工業革命時代，受實證科學影響所及，世界觀連帶也變成機械式。因此開始將人類生活經驗及知識劃分為不同的學科。機械式世界觀主張人是萬物之主宰，大自然世界不過是個不理性、了無生機、且可隨意肆虐的外在環境。一旦這種對立觀念形成後，人類無異自絕於大自然。

工業革命帶給人類文明新科技，大肆張揚地破壞自然生態與地形；舉凡採礦、伐林、過分灌溉種植作物等等，極盡破壞之能事。終究人類的視野愈來愈小，鮮能再與大自然息息相關了。

過去兩百多年來，我們就是在這樣一個嚴格分工的文明中演進。在這段期間，芳香療法因為無法被劃分屬於那一種學科，因此被束諸高閣，乏人問津與研究。然而近年來，人們對衡量知識與經驗的法則稍有改變。許多人已漸能將人與環境等量考慮，因為過度的破壞與浪費，只會造成危險後果。

而就人體保健方面，既然現代科技不能解決所有問題，自然不能再視人體為一無生命的機器。當今美國人對人工製藥依賴程度甚深，已不自覺地掉進依賴藥物控制的陷阱裡。因為研究指出，過度使用人工合成的抗生素會造成過敏，破壞白血球，降低免疫能力，甚至造成神經過度緊張，如瘋癲症。

有時候，文明愈進步，人類反而愈喜歡回首發現古老的智慧，並賦予新義。而在溯源的過程，才不斷發現以往的諸多寶貴遺產，不是被遺忘就是被輕視。許多芳香療法之道，便是這樣被慢慢地發現的。

芳香療法的歷史，可遠溯至世界上各主要古文明。可見其宇宙性之普遍。當今的芳香療法，除了延承老祖先遺留下的園藝和人體生理之知識，更將之帶入實驗室，以實驗佐證加強其科學依據。

不論是古代或當今的芳香療法內容，都強調人體身心乃一體二面之事；其間並無嚴格區分。芳香治療師在進行治療時，是以全方位的角度來看整個人。必須考慮病人的生理與心理狀況、性格趨向、人生觀、對自我的看法以及病情觀。因為生理、心理和精神三層面，均是互相關連的。

香氣療法主張人體是上述三因素的整體回饋反應，清楚地反射出人類的生活經驗、世界觀和健康狀態。

愈來愈多醫學研究報告顯示，人體的免疫能力在沮喪時、壓力大時或自信低落時，會較正常時降低；故容易引發或感染疾病。因為人體內或多或少存在著細菌，靠著本身的免疫系統在運作，因而得以不發病。但若人體身心不平衡時，免疫能力降低，此時細菌或病毒便露出其猙獰的面目，開始破壞人體生理組織。

常見的病徵如長期性疲勞、過敏、生殖功能發生障礙、氣喘、輕微貧血等等，都是身心健康不平衡時易患的症狀；而其導因不外乎飲食不均衡、缺乏運動以及長期性情緒低落。由此我們可以得知香氣療法的主張，乃是有科學證實的：情緒穩定可以預防疾病發生。

更進一步來看，即使發生疾病，只要治療者和病人都能持樂觀積極的態度，病情便得以迅速減輕。樂觀的態度和觀念要靠病人和身旁的人共同運作；我們在黑暗中都會感到恐懼和害怕，但若得到人與人之間的互信互重，病人會對治療過程和復原希望深具信心。芳香療法的本質，便是如此要求病人要主動參與復原，藉著自身的心理力量，早日恢復健康。

芳香療法主要採用植物精質油為治療藥物，它們同時也具備美容功效。然而本書限於篇幅，無法全部詳盡介紹世界各地醫生或治療師所使用過的藥草植物。本書針對常見且容易取得的植物精質油作說明，它們也經科學研究證實其功效。

儘管如此，芳香療法宜與他種治療方法並行使用，方能達到最佳功效，例如均衡的飲食攝取，保持規律的柔軟操運動、按摩。而更重要的當然是高昂樂觀的自信心。

本書分成二大章。第一章包括八節芳香療法的概述，分別從各種角度及功能介紹芳香療法。在此章，筆者試圖回答，一般人對芳香療法最常問到的問題。

它們分別是：「什麼是芳香療法？它如何運作？」「它使用什麼物質來治療？」「芳香療法的理論基礎為何？」「芳香療法的功能有科學上的證實嗎？」「常見的芳香療法有哪些？」「香氣療法要與哪些方法並行應用？」。

第二章則介紹常用來製作精質油的植物，共計三十二種。從它們的植物基本生態簡述，再繼之闡明其特殊的香氣。通常，筆者會加上一段古代人如何使用這項植物的小歷史；而每樣植物在醫學治療上的特質，也會一一列出。

說到這兒，筆者要對讀者透露出版這本書，純粹是為了滿足筆者的好奇心。因為當我在寫一篇關於美的本質和各國文化中的美容方法的論文時，首次接觸到芳香療法此主題。

最初，我對這個看似非主流的美容方法，竟然如此受到媒體的青睞而感到懷疑。隨著本書寫作的進展，我發現芳香療法，竟與我先前較為熟悉的全方位哲學、認知性科學和跨學科學問類似。由於筆者的博士論文研究的方向是跨學科的人文學科，並且現在是任職於此方面的教師，因此我對跨藝術、科學、哲學和靈性之主題，特別感興趣。故願藉此書，傳遞給讀者跨學科知識之訊息。

除此之外，筆者在閒暇時，也是位業餘園藝愛好者；藉著寫作的機會研究諸多關於芳香療法的文獻，我亦親自在我家後院實習起來。其結果當然是獲益良多而喜不自勝。

最後，我要再三強調：本書不是以專家的立場來撰寫。讀者須謹記在心：所有的治療方法都有其侷限的地方。若病情較顯著或嚴重者，都應直接向醫師尋求診治。本書所載僅代表筆者廣徵文獻後，所編著的意見和建議；它絕不是毫無錯誤的真理。一些懷孕婦女和二歲以下的幼兒，應在醫師指示下方能採用芳香療法。因為醫療是件不得輕忽的事，故必須特別謹慎保守。

若讀者能親自驗證芳香療法的功效，你將會發現大自然的力量，的確超出人類所能理解的範圍。

本書第一刷「瑕疵」之處由藥師李江木先生精心勘誤，特此致十二萬分謝忱。

目錄

第一章

芳香療法概述

1. 什麽是芳香療法？

「我認為醫師應多多善加利用香氣的療效。就我個人經驗，香氣以其本身的特性與力量，可以改變、提昇我的精神。使我不得不讚服一般咸信的說法：那就是：各地古老的宗教都慣用香柱與香精，旨在使信徒身心喜悅，心平氣和，淨化我們的感官和知覺。」

——法國文豪蒙田

現代研究已證實蒙田早先的質疑。芳香療法便是運用香氣作為治療方法的一種學科。然而，它的名稱多少易使人產生誤解，以為它只是和香味有關的雕蟲小技。它所涉及的是香氣中的化學成分之醫療效果。

芳香治療師將植物精華製成膠囊、沐浴乳和按摩油、乳液、濕布、浸劑、灌洗劑、漱口水、食物、酒精溶液及吸入劑。不論這些產品以何種方式出現，均是百分之百的天然產品。本書僅以植物精質油為介紹重點；它們都是萃取自植物的花、木、葉等部分。

即使如此，芳香療法的應用範圍，不限於精質油。我們也可以直接採取植物本身，應用於廚房或沐浴中。

芳香療法治療師所常用的植物，各具特色及療效；在本書的第二章中，會有詳盡的彙總講解。但是芳香療法強調每個人都是獨一無二的，故治療師的責任就是得為每位病人挑選獨特的植物組合，調理出適合個人體質的療法。

香氣療法不強調固定的治療公式，治療師依據其經驗，對植物的瞭解，以及人體生理的知識，調配適合病人體質的組合療法。

儘管沒有固定的治療公式，芳香療法的成功療效，往往令人不敢忽視。因此它漸漸廣被應用到身體、心理，甚至美容保健方面。

法國有位知名醫生尙法內，擅長將芳香療法和藥草融合入傳統醫療法中，便是一例。他曾與其他數位歐洲醫生，共同合作研究歷史上芳香療法成功治療的案例。史上曾有以植物精質油、磷酸、鎂及肝萃取等天然物，治癒如癌症、結核病、糖尿病以及其他一些致命絕症。此外，先人亦在日常不經意的實驗中，無意間發現治療常見病痛如偏頭痛、青春痘等快速又經濟的療法。

論及芳香療法對現代醫學最大的貢獻，莫過於其治療哲學與內在精神。它基本上強調全方位治療；重視的不只是病痛徵狀，而是整體為什麼失調的問題。人體是個功能彼此整合的系統，而非零星的部分堆積出的個體；而傷痛疾病往往是心理狀態的表徵。換句話說，肉身的失調不會被獨立視之，一定會與心理狀態等量考慮。

芳香療法在許多方面與藥草學、順勢療法，甚至環保運動，有著緊密的關係。它們的基本原則都是不去破壞人體和大自然世界的原始狀態；主張唯有長期且全面性地慎作選擇，才是提昇健康、幸福、美麗和人性尊嚴的最佳保證。

芳香療法興起於古代，當時對科學與藝術的分界，尚未形成如今日般之嚴格劃分；科學藝術是一體二面的整體。

現代的芳香療法則刻意模糊民間醫學與現代科技的界限。因為民間醫學和傳統醫藥，多半取材自植物，但一直苦於無科學研究來支持其神奇療效。芳香療法的再度興起，適足以告知世人：這是一門嚴肅且可經科學方法驗證的一門學科。

由於現代製藥科技過於進步，古代傳家的醫療秘方，其功效即使再神奇，在其面前亦不免黯然失色。然而，有愈來愈多的實驗，已廣泛地證實某些植物也具備荷爾蒙和抗菌特性。而隨著現代化學合成藥物副作用及問題激增，一些研究人員亦開始轉而研究植物精質油此一天然醫藥。

芳香療法在古代即已發明；埃及、中國、希臘、羅馬和印度等文明古國中的醫療及美容妙方，都有使用到植物精華。而在西方，幾世紀以來，精質油亦是製作香水的主要原料。芳香療法真正成為一廣泛性的專業學科，是在二十世紀的時候。乃由法國一位化學家雷內•加得佛塞（Rene-Maurice Gattefosse）及其門徒，將之提昇為包含心理、身體及美容科學的一門專業技術。

在他們的倡導之下，芳香療法和其全方位哲學逐漸受到重視而愈形普遍。

據一本天然食物專業雜誌統計：一九八九年全美的藥草總銷量自一九八二年的一億五百萬激增至一九八九年的一億六千萬美元；藥草提煉出之膠囊總銷售量，自一九八五年的五千五百萬美元攀升至一九八九年的八千七百萬美元。

一些芳香療劑的普及程度，使得消費者得以在便利商店或連鎖藥房內購得。儘管統計數字顯示有進步，美國市場還算是一片未開墾的落後地。

中國人在數千年前，即已開始研究草藥；至今即使如現代醫院、診所或藥房裡的工作人員，仍繼續在使用。在歐洲某些地區，對草藥的需求程度更甚於人工化學合成藥物。例如，倍受尊貴的「人參根」。

芳香療法和大自然保持合作的和諧關係，而非敵對的立場。就任何一種傳統醫療方法而言，也只有使用植物精華才能達到預防疾病的目的。

它們的藥性溫和，不似現代藥物對人體具侵略性；後者如流行性感冒疫苗，可以預防染患流行性感冒，卻也將人類置於未來許多未知的副作用的威脅。而副作用對健康的殺傷力往往更不容忽視。

曾飽受副作用之苦的病人們，現在已懂得溯源治療，從基本健康、飲食、運動開始改變；採用的自然藥療法中，以植物精華為首。

雖然目前一般醫界人士還未公開承認芳香療法在科學上的有效性，但實證經驗已贏得許多質疑現代醫學萬能性的人們，對它的信心與好奇。常識告訴他們，最起碼香水便能促進健康和美容。因為人們往往會將香氣和善良聯想，臭氣則象徵不美好的事物。即使一張美麗的臉並不代表有健康的身體，然而香味或許能使他人認為此人的身體是健康的。

物質能發出香氣，是靠其內部分子運作的結果，若生物體發出惡臭，多多少少象徵其內部組織有問題，也許正在敗壞腐化中。擷取自大自然的植物香氣，適足以象徵健康和美麗之徵兆。

植物精質油可以改變人的體味，發出如植物般香氣的芳香。有了這一層了解後，我們便不會再將香水僅視為化妝用品，而是足以象徵美麗、提昇健康與心靈氣息的大自然產物。

2. 植物精質油是什麼？

雖然芳香療法治療師，以多種方法利用植物作為其治療的取材。但是他們最常用的方法，仍屬植物精質油。視病人體質、所患之疾病及治療方法，治療師斟酌精質油之用量；不過通常幾滴油便足夠治療。植物精質油的用途除了被製成膠囊當成藥物，也可以滴在燈泡或增濕機當作芳香劑，更可以溶於酒精或乳液，製成美容用品，甚至直接抹於皮膚上。

顧名思義，植物精質油是種萃取自植物的高濃度且揮發性強的物質。由於它揮發得很快，故若不妥善貯存，其香氣與特質便很容易逸散。

芳香療法中所運用的植物種類包括藥草、花朵以及樹脂樹種，本身即是會產生散發香氣的有機體。然而，植物精華油在質與量上，與其天然原狀態不同。舉例來說，若你將手搓揉一株羅勒，然後聞嗅手掌中的香味，會聞到一股如甘草般淡淡的香味。但是羅勒的精質油，其味濃而刺鼻，好似百里香（麝香草）混以薄荷之味。

一般而言，植物在葉綠體行光合作用後，會發出香味。精華以葡萄糖的形態存在，然後藉著葉子蔓佈整株植物，使全株植物都散發均勻的精華香味。但，一旦精華被單獨萃取出來後，便成了量少而味濃的精質油。

植物精華除了意指產生香氣的物質，它還有另一層意義：意指某物體獨一無二的特性。自古以來，關於人類本質的說法，各家主張不同；有自我說、靈魂說、心智說及意識說等等。不論意指那一方面，本質（或精華）皆意謂該物最主要的特色。故植物精質油之氣味及功效彼此迥異。

植物的精華雖對人體健康有助益，但它最原始的功能是促進植物有機體內的生化作用；它之於植物就如同荷爾蒙之於人體一般。花朵藉著散發香氣吸引昆蟲，達到繁殖的目的。植物精華便負責催化並控制此一生化反應。它擔當細胞間傳遞反應與信息的角色，並調節細胞之再生現象。一般植物受到日照，精華會被蒸發而揮散；精質油於此時便負責保護整株植物，使其不受細菌和黴菌的侵害。

精質油可自植物的不同部分萃取，例如花瓣、葉子、根部或主枝樹幹。許多植物的精質油提煉量很少，包括了迷迭香樹葉、薰衣草花、肉桂樹皮、柳橙果皮、沒藥樹脂。

萃取植物精華，因季節和一天當中的某些時段會影響其品質。古代的藥草之所以會被評為不科學且無效的，多半與採集和保存不當有關，因此破壞植物精華應有之特點。通常最佳的擷取時機包括：植物在其初生之時，葉子在其花苞初發的時候，花朵則是在蓓蕾階段採擷為最佳。花蕾和產樹脂的樹皮，最好在春天採擷；果子和枝幹則於秋季採摘；根部可於春、秋二季摘割，一般樹皮則於冬天剝取。

要注意的是：所有植物應於乾燥的清晨時採取為佳，因為植物經過一夜的作用後所產生的精華，於此時尚未受到日照蒸發。

萃取植物精華的工作，需要耐心與細心方能完成。萃取的方法有很多種，如擠壓法、揉搓法、燃燒法、過濾法、浸漬法及蒸餾法等。尤其以蒸餾法最為常用。

無論是藥草、花朵或香料等的特殊香味，都是植物精華分子結構變化的產物。植物精華常被比擬為人體內的血液；因為它是植物延續生命不可或缺的要素之一，假若不妥善保存便會喪失生命動力。

和人體血液一樣，植物精華保有其源生要素的特質。它是整株植物中最脆弱且易揮發的物質；但是反過來說，當它作用於人體內，卻又能發揮無比威力和功效。故植物精質油總是以少量便可生效，並常與其他液體攙混，道理便是在此。

大多數的精質油顏色呈透明，也有部分呈鮮豔色彩。例如，肉桂油呈紅棕色，洋甘菊油則是藍色、絲柏油呈黃綠色。大部分精質油的比重小於水，但大蒜油和肉桂油的比重則較重。它們不溶於水，但遇酒精、乙醚和脂肪油則會溶解；當拂拭於人體肌膚上，亦能被吸收。由於人體大部分物質是水，我們的身體對精質油的吸收力很強，且一旦吸收後，但隨著血液和體液快速地傳遞到內部器官，補給人體精質油富含的維生素和酵素。

現代化學科技使得人類得以分析出精質油的化學成分。它的化學組成結構頗複雜，包含醇類、酮類、萜烯類、醛類，以及酯類。德州大學奧斯汀分校教授泰勒博士甚至證明，精質油裡的多種化合物，較全世界科學家在過去一千年中所發現化合物的數目還要多。

植物精質油中的成份如維生素、荷爾蒙、防腐物質及抗生素，是使它們具治療疾病功效的主要元素；但並不能全然解釋其他如美容、保健等之功效。近代第一位採納芳香療法的科學家，自芳香療法中證實下列理論：「所有成分整體運作之功效較各自單獨作用的來得大」。是故，精質油的功效是全面性的，遠勝其組成分子單獨作用能發生的功效。這就是為什麼人工合成油無法取代天然精質油的原因。

研究芳香療法時，讀者應謹記精質油的二大特色：濃度強且揮發性高。欲得精質油的神奇功效，人類必須付出代價。因為少量的精質油乃耗費大量的植物，方得以製成。每種植物能萃取出精質油的百分比程度不一。

下表列出一些常見植物，每一百公斤所能萃取出的精質油量：

尤加利樹	三公斤
牛膝草	四百公克
薰衣草	二・九公斤
絲柏	五百公克至一・二公斤
玫瑰	〇・〇五公斤
鼠尾草	一・六至二公斤
迷迭香	二百公克
香水樹	一・六至二公斤

如前所述，精質油的特色除了高濃度，其性不易保存。妥善的貯藏方法，應將之置於緊密的有色玻璃瓶中，避免陽光直接照射。若不採取此小心的措施，精質油很快就會氧化，發

生化學變化後慢慢乾竭變硬。

不同植物的精質油，其濃度和保存方法互異；即使是同一種類的植物，也可能不同。因為植物生長時的土壤、氣候、種植方法的不同，都會直接影響到精質油的品質。

世上有某些地區所產的優良精質油，廣受世人的喜愛及評價，原因即在此。例如，錫蘭產的肉桂油和保加利亞玫瑰油，因諸多優良因素配合，而造就出香味較濃、功效較強的品質。除了外在環境因素，植物本身因時時刻刻都在進行化學變化，故在一天中不同時段裡，其香味的濃淡程序亦有異。

精質油揮發的速度，各植物間也有不同。印度薄荷和檀香油最稠密，揮發得最慢；尤加利樹和橙花的精質油則最稀淡，最易揮發。其他種類則居二者之間。通常它們被分為三類。

較濃者如檀香油，可製成膏狀油脂；其性穩定，香味及效能較能持久。在製作昂貴香水時，它們常作來當基調香味。大多數精質油屬於中級者如薰衣草，它們最常被用在幫助消化、促進新陳代謝等方面。第三類的精質油，較輕且易揮發。如迷迭香、絲柏和杜松油。它們是克服憂鬱症、嗜睡症以及減輕疲勞的最佳藥方。芳香療法治療師和香水師，精通各種植物精質油的揮發特性，以確保香氣能均衡持久。

植物精華所具有的醫療效能相當廣泛。然而，它們雖然都具有殺菌、鎮靜或收斂功能，但一旦自整株植物萃取出來製成精質油後，其化學成分因此會隨著改變。因為濃度變大，故其對人體的作用亦隨之顯著，尤其是情緒上。

除了用來當做醫藥，植物芳香精質油亦可應用在保養用品及食物烹調上。例如，可以製成調味料、香料、果醬及甜點；此類常用的植物有薄荷、肉桂及洋茴香。至於保養用品方面，精質油是香水的最佳原料，它們也常加入牙膏、洗髮精、身體乳液和衛浴用品等產品中。其他之特殊藥品如生髮水、皮膚藥膏和殺菌霜，也常藉助精質油的神奇療效。

事實上，當你在使用上述含植物精華成分的產品時，你已在實行簡易的芳香療法了。如筆者於前之序言所述，芳香療法不是個只與香味有關的學問。詳細的介紹請參閱第四節及第七節。

3. 芳香療法的歷史

人類生下來便具有嗅覺。它幫助我們尋找食物，並避免吃到腐壞或有害植物。

一、史前時代

在六千至九千年前的新石器時代，人類發現自某些植物中可萃取植物油。例如揉擠橄欖便可得橄欖油，它具有防止曬傷與潤髮的功能，甚至可用來當做食用油。許多研究史前史的學者推測，人類最早使用芳香藥草，便是始於此時期，最初是應用在烹飪食物上。

二、古　代

●埃　及

埃及人是最早擅於利用植物精華的民族。從後代推測當時埃及人的生活，芳香精質油幾乎成為他們生活日用品，特別是貴族階級。祭師可謂世上第一位芳香療法治療師；負責管理並使用香油來祭拜神明。在海里阿坡里斯，該城每天焚香三次，祭拜太陽神。之後，隨著時代的進步，人們製造香柱的技術也增進不少。例如，埃及人常用於日落時祭祀的香柱，便是由十三種植物精質油組成的。

從早期人類利用精質油的方式來看，筆者認為早期人類往往將香氣和靈魂相提並論；經由香氣使靈魂得以淨化，達到宗教上的超脫。

第一個為供醫療目的應用的芳香療法是煙燻消毒法。其過程是燃燒香柱，讓煙霧瀰漫病人所在的房間。埃及和巴比倫人喜好使用香柱，因為他們相信其煙霧可以驅邪避凶，它的強烈香氣也可以淨化空氣和人們的肺部。不只是在埃及、巴比倫文化，包括其他非洲民族文明，值生理期的婦女要處在充滿香柱煙霧的房內。因為古代人們認為生理期乃不潔之象徵，代表魔法、恐懼、污穢等意義。故要用香柱燃燒後的煙霧及香氣，驅邪消毒兼淨化。

埃及人相信美貌有助於靈魂之提昇，因為那可以使天神特別眷顧自己。且美貌是永恆的，會隨著肉身進入墓穴而超越肉身的限制。因此，埃及人特別重視死後葬禮及墓穴的安排；陪葬物品中不乏各式化妝品和死者最愛用的珍貴精質油。後世人們自墓穴中挖掘到不少香油瓶，年代約在西元前二千至三千年，便可作為上項說法的佐證。

埃及古王朝的第十二朝代，約於西元前二千年，是對美貌追求最盛的一朝。此風氣造成許多化妝品的發明。他們以黑色墨條充當睫毛膏和眼線膏，顏色鮮豔的藍、綠色眼影；用紅色褐土製成口紅和胭紅。染髮劑和指甲油也是當時常用的美容用品。至於香精、油膏和煙燻劑，更是必用到精質油。

自十二朝以後，埃及的美容、保健方法愈來愈繁複。埃及人非常重視沐浴，因為它兼具治療和預防的功能。這一點，西方人與之的認知差異很大。埃及人深知沐浴不僅能潔淨身體，使肌膚光滑，更可消除肌肉疲勞酸痛，讓神經緩和（這一點，歐洲人花了數百年才了解到）。貴族階級的婦女一天要沐浴三次：早晨用冷水沐浴，下午用溫水、晚上則在睡前再以熱水沐浴。在熱水浴時，她們會用含香氣的沐浴用品，洗畢後再塗拭香柏油或絲柏油按摩。除了用植物精質油保養滋潤皮膚，它也可以用來保養頭髮。埃及男士通常配戴由樹膠製成的固態軟膏，它會隨著體熱慢慢溶解揮發，散發濃濃的香氣。

埃及人最喜愛用的精質油是香柏油，故他們曾佔領黎巴嫩領土，因該地盛產香柏樹。它也被應用在製作木乃伊的過程中。古埃及醫生顯然精通利用整株植物浸泡液和豐富的香柏油，用來痲醉病人。

●印 度

埃及人不是唯一知道香氣精質油功效的古文明。古印度人亦將之應用於宗教儀式、醫院等方面。從印度古文物中發現，老祖先在數千年前已發現植物精質油的功效了。檀香油是古印度民族的最愛。

●中 國

古代中國人瞭解植物精華的程度，較前二大民族又更上一層樓。在西元前二千年最早的醫書裡，記載大黃、罌粟和石榴等植物的療效。中國人把療法分成陰、陽二大類。「陰」代表潮濕、黑暗、被動、寒冷；「陽」則象徵乾燥、光亮、動態、炎熱。

中醫師認為疾病乃源於體內陰、陽二氣不協調。故其治療原則都是欲恢復陰陽平衡。原生於中國的植物如茉莉、肉桂，經由十字軍東征傳到歐洲，成為當今西方人最常用來製造精質油的植物。

●希 臘

古希臘人也懂得使用精質油，塗抹於頭髮、皮膚、足部、關節、睫毛、膝蓋等部位。信奉多神教的希臘人，認為每種植物都象徵一位天神；所以精質油便成為神的靈魂。希臘神話記載香精的源起，乃經由愛神旁陪侍的仙女而傳到人間。古希臘人且對精質油的使用，有複雜的規定。身體不同的部分，有其專屬的精質油擦拭。

●羅　馬

與古希臘人相比，羅馬人對香油的使用又更考究了。羅馬帝國裡幾個主要城市，各擁有其專門的香精製產區。那兒除了以出產名貴稀少的香油而聞名外，膏狀香精卻是一般大衆的最愛，產量無虞匱乏。古羅馬人民的生活中心，大部分以公共澡堂為主。他們發明芳香蒸汽浴，或在洗澡水中加入幾滴香油，讓室內都瀰浸著香氣。羅馬人運用精質油的範圍，除了包括人身各部分，亦漸推廣為家庭芳香劑或抹在家族旗杆上。

三、中世紀

●歐　洲

羅馬帝國衰敗後，歐洲暫時進入無香味的時代。羅馬人對香油精研的知識與製作技術，傳到了拜占庭帝國的首都君士坦丁堡。拜占庭帝國因此開始對香油、香水的使用著迷。同時期，阿拉伯的化學科學和技術，有著劃時代的進展。阿拉伯人發明蒸餾法；他們首先將之應用在玫瑰水之萃取。之後，玫瑰水成為東方最珍貴的商品。近東的植物精質油，後來隨十字軍東征，陸續傳到中世紀的歐洲；其中還包括羅馬帝國後所失傳的香油配方。

縱然中世紀歐洲人不再像羅馬人那麼愛乾淨，但他們對芳香精質油的興趣，依舊濃厚。中世紀曾爆發肆虐整個歐洲的黑死病，正因當時歐洲人缺乏衛生觀念。後代史學家發現當時治療的方法之一，便是靠燃燒松樹油，藉其煙霧來消毒。可見當時最有效的療法之一便是芳香療法。從事芳香精質油製造的人們，大都能免於黑死病的襲擊。

歐洲最早的自製香水工業，始於十二世紀；他們最初仍需依賴自東方進口香精油及作法配方。直到十三世紀末才自創配方，並使用當地土生的植物如薰衣草。但是有關藥草精質油的醫療知識，乃於十四、十五世紀方才開始記錄。到現在我們仍可自當時遺留下的手稿卷中，發現植物精質油的保健與美容方法。然令人不可思議的是，其中也會運用乾枯的蒼蠅屍體、尿液或蝙蝠糞便。

四、十六世紀

十六世紀的藥草專家威廉•特納（William Turner），有「植物學之父」的美稱。他以冷、熱程度，將藥草和疾病予以分類。從某種角度來看，這種分類方法類似中世紀的四元素系統；這四元素分別是土、風、火、水，它們象徵人體各部分的屬性。特納認為身體發生病疾，是因為體內冷熱不協調的緣故，故他用藥草精質油來調和體內，使其恢復體內平衡。例如，發燒症表示體內過熱，他採用具冷卻作用的藥草，如薄荷，來降低過熱溫度。

五、十七世紀

十七世紀是藥草盛極一時的黃金時期。當今有許多重要的植物精質油，都是於此時提煉出的。當時有位偉大的醫生兼藥草專家尼古拉斯•高坡培（Nicholas Culpeper），首將精質油當成藥來使用。

他著有一本專論藥草如何美容及其他專論藥草、精質油的書籍。前者名叫「造物主的傑作——人體自然美容之道」，裡面記載許多美容秘方與訣竅，以及芳香樹脂、藥草、藥草油、藥草水等的製法和用法。至今仍廣為芳香療法治療師們採用。該書特別註明要獻給天下眾淑女們，作者其言頗眞；因爲天下淑女們的確需要這本書的指引。

六、十八世紀

十八世紀的歐洲，依然未恢復羅馬人將香油運用在沐浴的習慣。歐洲人約花了二百年才慢慢接受：「沐浴也可以促進健康」。取而代之的是，歐洲人用芳香藥草，代替洗澡的清潔功能。上流社會仕女們認為洗澡是件危險且不雅的事；故她們以塗拭香油來清潔身體，而不用水沖洗之。

七、十九世紀

本時期的科學知識與技術，有長足的進步；因此在萃取及測試植物精質油的技術，較以往更進步。威廉・惠特拉（William Whitla）於一八八二年出版一本書：醫藥摘要集，裡面介紹並研究廿五種植物精質油的化學成分和特性。但諷刺的是，科技愈進步更新，藥草使用程度便愈被揚棄；因為現代化人工合成的化學藥物，更能快速有效地治癒病症。藥房愈來愈不願出售精質油，只願進貨供食物調味及清腸用等的植物精華。

植物精質油雖然在醫療用途上失利；但在香水製造業愈來愈受青睞。尤其是在法國南部的葛哈斯（Grasse），種植植物並萃取精質油，已成了當地的主要工業了。

八、二十世紀

二十世紀初的一位化學家加得佛塞（Rene Maurice Gattefosse）。開始將植物精華應用在化妝品製造上。他有一回作實驗，不慎引起火炸，手被嚴重灼傷。他毫不考慮地將手浸入純薰衣草油。結果他的手傷竟能於數日內便痊癒，且未留下疤痕。加得佛塞對此滿意的結果，不覺奇異特殊，因為他早就預期植物精華神奇的療效。之後，他更有信心朝植物精華的醫療方向研究。

他首創「芳香療法」一名詞。他於一九二八年出版探討芳香療法的專書，後來陸陸續續發表了多篇論文及書籍，都是探討精質油療效的作品。

加得佛塞開創了當時研究的風潮，後世各有專家也在該領域迭有貢獻，以尙法內醫師為最著名。他曾任職於軍醫院。他是第一位將芳香療法賦予正統地位；他出版了許多論文與文章，介紹醫學界自然藥物和植物精華，能成功治療許多疾病。尙法內醫師自稱其治療方法為芳香療法或自然植物療法。他並喜愛四處演講，宣揚他的發現。儘管他是如此著名的醫師，但並不自己居功；只謙稱自己乃受到第一次大戰在軍醫院的經驗而啟發。

據他宣稱，當時不論在軍醫院或人民醫院，早已盛行使用植物精質油醫病。當物資缺乏時，醫院只好再回頭使用曾被現代藥物取代的古代植物療法。軍醫院的經驗讓尚法內醫師，終能一償童年以來的願望——研究植物精華。

另一位對芳香療法研究上頗有建樹與新見的科學家是瑪格麗特•莫利夫人（Marguerite Maury），她是奧地利籍生物化學家，曾二度贏得國際傑出美容大獎的冠軍。她的最大成就是奠定按摩的醫療與美容功效的基礎。

總括芳香療法的歷史演進，植物精質油在十八世紀之前，一直是主要的保健、美容最佳配方。直到現代科學進步後，自然產品漸為人工合成產品（包括藥物和化妝品）取代，而有式微之象。

然而儘管如此，芳香療法的知識與風氣從未完全消失；它的古老歷史如同躺在羅浮宮裡的埃及木乃伊（乃靠屍體注射入香柏油，得以防腐），至今已存活數千年。如今，我們終又看到芳香療法風氣的重新抬頭，重新賦予人類全方位的醫療觀念。

4. 芳香療法如何產生效能

人體中最敏感、具動力且有效率的系統要屬嗅覺；鼻子所接受到的感覺，直接經由神經傳到大腦。但為了證實香氣如何促進治療，我們必須先了解一些理論基礎。

十六世紀有位內科醫師兼煉金家帕拉塞色斯（Paracelsus）曾寫道：「萬物皆具毒性，亦不具毒性。」他的這番話意指事物的性質往往彼此相剋。事實上，年代更早的希臘人早已懂得這個中道理，他們實行的程度較現代人有過之而無不及。甚至從古希臘文中，便可看出他們瞭解物質彼此相剋或互補。

舉例來說，希臘文中有一個字同時意謂「藥」和「毒物」的意思。欲瞭解芳香療法，需先明瞭此原則：「世上沒有絕對單一的醫療方法」；就像我們無法給宇宙下個一言蔽之的結論。解釋得再詳細一點，就是「甲的垃圾很可能是乙的寶藏」。

芳香療法如何發生效能？它藉著矯正體內物質的不平衡，使身體恢復正常功能。然而當治療師採用某種植物精華治療時，它不會只產生一種結果。因它們通常具廣泛療效，故一些疾病可以同時以不同品種之植物精華治療。更進一步來看，劑量多少亦帶來不同療效。有些精華，若施以少量，可當做刺激神經系統之劑；若大量服用，反而帶來鎮靜催眠效果。不論少量或多量使用，植物精華都可促進體內化學物質平衡，使原本相剋物得到調和。

為了讓植物精華發揮療效，必須先達到幾個先決條件。植物需生長在適合其生長的地點，採摘時也要在適合時機。欲直接使用植物本身而不欲加工者，需於採摘後使其乾燥，裨益日後保存且不喪失植物精華。在挑選及使用精華時，也需謹慎並熟悉專業常識。

一般而言，專業大量生產的植物精華，其療效不亞於人工合成之化學藥物；故使用者需將之妥善貯藏、避免溫差過大，並需經治療師指示後方可使用。

植物精質油的處理方式有好幾種。它們可以製成膠囊，或直接裝盛在瓶內。若採瓶裝，製造商往往會將之與酒精或蜂蜜攙混；因為大多數植物精華都可與酒精相容。有些病僅需五、六滴劑量便可治癒；而有些人因體質不同或病症有異，需要數十滴劑量。人類使用植物精質油的方式，基本上分成二種：外用及內服。外用方式包括直接塗抹、稀釋後沐浴、直接加入增濕機讓其散播在空中，或製成食用醋、香皂、乳液、按摩油等產品。由於植物精質油的純度極高，故僅需極少的量便可發揮效果。

如前所述，許多具特殊氣味的植物精華具有療效。欲入門了解芳香療法，個人最好的著手處是自廚房動手。常用的新鮮香料如大蒜、洋蔥、迷迭香、麝香草、薄荷和丁香等等，都對身體健康有益；其療效包括提神醒腦、促進消化正常。經乾燥處理過的葉子和花，可置放於衣櫃，除了增加芳香亦有防蟲蛀蝕的效果。室內或窗前種植一些藥草，更可使空氣清新芳香、驅趕蚊蟲，營造出一個怡人的環境；不論家居或工作都令人心情愉悅。

因為植物精華的純度極高，故擴散作用很快。將之置於鼻前或抹於嘴中、皮膚上及身體內部，它們會立即擴散全身。因此，即使在身體某部分塗抹植物精質油，其效果仍很大，甚至可以遍佈全身。植物精華值得一提的另一個優點是：它們尚可促使身體排除毒物和廢物，增進其他療法之功效。

植物精華能抑阻感染與毒素散播的另一原因，與其酸性特質及含殺菌成分有關。酸性可打擊體內病菌的快速繁殖；例如，丁香精華的主要成分能抑止細菌生長，消除黴菌且有局部麻醉功能。

尙法內博士曾報導西德的醫學研究者，已開發一以丁香精華為主要成分的麻醉劑。

芳香療法的治療師最常以按摩或沐浴的方式，將植物精質油應用抹敷至皮膚而後散佈全身。因為精質油容易被皮膚表層吸收，經血液循環散播至身體各部分；所產生之廢物，經肺和腎排出體外。在這前後過程中，各器官均能吸收到精質油的殺菌、刺激及鎮定的特性。

人類在胚胎時期，神經系統和感覺器官乃自外胚層與皮膚同時期發展生長。出生之後，皮膚和神經系統仍保持緊密的關連。皮膚所接受的外來刺激，經接收後立刻傳到中樞神經系統，靠大腦判斷而後立即反射各感官，於是像鼻子、眼睛、耳朵等才會產生感覺（亦即嗅覺、視覺和聽覺）。

治療師們愛以外用方式應用植物精質油，其所持的理由頗有趣。醫師已發現人類的皮膚其實吸收物質的能力很強。許多物質均能由皮膚快速吸收後，經血液循環運送至全身。因此，醫師們開始以皮下注射方式，為病患上藥。然而，芳香療法治療師看到這個發現的另一層面，那就是：我們應謹慎塗抹於皮膚上物質的量與質。

在選擇貼身的個人身體用品除汗劑、沐浴用品和身體乳液時，應取材最天然、質純溫和的產品，甚至可以藥草及其精華自製這些產品。在選擇時，消費者亦應注意「純淨」、「天然」等字的定義。由於目前聯邦政府尚未給此二字詞立下國家標準，因此不乏不肖業者，即使產品是化學合成的，也貼上「天然」的標籤矇混市場大衆。

芳香的植物精華之所以擁有無法取代的療效，其秘訣乃在於其本身的有機特質。它們不像人工合成出的某物質，僅具單一功能。它們可使人體內化學的物質平衡正常，敏感於身體的微妙變化，且促進整體功能協調，使人的身心得以協調愉悅。治療師能判斷每一種植物精華能引起那一類情緒，影響身心那一方面。有些人若特別偏愛某一香味，則很可能該香味對那個人的健康便特別有助益。可是讀者別誤會，以為四處找尋自己喜愛的香味，便能治療疾病。事實上，若同時接受太繁雜的味道刺激，反而會引起頭痛或噁心。

讀者應謹記：鼻子接受的刺激可直接通達大腦。故有時候，也許藉由鼻子的嗅覺，反而可以很快得知我們身體需要什麼哩！

下一節我將闡明天然藥品所含的化學成分，並概述人體內部化學變化與其之關係。

5. 芳香療法的科學理論

「許多被遺忘已久的事物，終會再受人們青睞。」

——羅馬文學家荷瑞斯

自從現代科學和製藥工業興起後，芳香療法便自人類文明失寵了。它式微的部分原因，在於缺乏客觀的科學數據及理論、解釋並證實植物精華具醫療效果。我們迷信科學數據和統計數字；致使我們捨棄先人已奉行數世紀之久，且有實證經驗證明其療效的芳香療法。

直到近代，科學家們開始研究植物精華的奧妙；他們才猛然發覺，原來植物精質油的化學結構居然如此複雜。科學發展至今，人類仍然無法複製某一精華的結構。即使經人工合成的近植物精油擁有完全一樣的化學成分，其香味和醫療效果，仍不及天然的植物精質油。

科學家終於了解自身的努力和智慧的侷限，人們便重拾對天然植物精華的重視。這一次人類致力將科學與傳統整合；研究重心亦修正為：去研究並發現精質油如何影響人體的身心平衡。

許多民族文化皆曾注意到，身體的氣味會引起一連串情緒反應。我們現在已得知身體的氣味乃因性腺分泌物所產生。性腺只在青春期始發育成熟，它們經由汗液反映出一個人的種種身體訊息；包括他的飲食習慣與種類、個人衛生習慣、健康及情緒狀態，以及性別認同性。每個人身上發出的氣味都和他的指紋一樣，具獨一無二之特性。當然啦，我們的體味也受到先天遺傳、職業或情緒的影響。

當代科學研究結果顯示，令人不悅的臭味會使人生病，或導致性功能短暫失調；芳香的氣味則可瞬間振奮精神。氣味另有喚起記憶的功能。

事實上，嗅覺和記憶兩者之間的關係是極為密切的；阿茲海默症患者因記憶力喪失，其嗅覺亦連帶地漸漸退化。

現代科學研究工作者，迫切地想瞭解嗅覺的本質究竟為何。在耶魯大學的心理研究中心，科學家們在進行一項味道測試與分類的研究，冀能找出那些氣味能使人提高警覺，那些氣味能降低壓力與焦慮。

辛辛那提大學亦已以實驗證實，增加工作環境的香氣可提高工作效率。

在費城的一所大型研究中心——莫內爾化學感官中心，有許多科學家在研究氣味的化學作用，對心理的作用以及可在醫療上扮演的角色。其研究重點是為了發現嗅覺之不常為人注意的特性。他們關心的方向和芳香療法的支持者殊途同歸：如何以體味診斷疾病，身體的氣味如何有意識或無意識地影響人類的社會行為，以及身體辨認不同氣味的生理機制為何。

莫內爾中心的研究，更進一步地想探索，一個人如何會喪失他自己的嗅覺。據統計數據顯示，每二百萬人當中就有一人會遭遇此問題，喪失嗅覺的結果往往會威脅到一個人的生命。因為這樣，他便無法警覺到瓦斯漏氣，著了火也聞不出異狀，食物腐敗也嚐不出怪味。此外，人類的種種愉悅經驗，如享受美酒、美食、花的香味等等，也是喪失嗅覺的人無福享受到的。

莫內爾的研究小組認為人類和其他的生物一樣，行為模式會受到氣味影響。但是個人受影響的程度不一。不同的氣味混合在一起，會產生不同的，甚至互相衝突的知覺。特別是芳香療法治療師，更重視氣味間彼此的關係，以及各氣味對人體產生的作用；因為他們瞭解一味地以純化學的眼光分析它們，也是徒然無功的。

雖然芳香療法不屬於美國醫學界主流派中的一支，然而已有不少知名的科學研究者、生物學家、藥學專家和醫生，均曾先後著作，肯定植物精華的療效。法國的醫學界基本上相當尊重芳香療法的正統地位；國際也推崇法國在美容方面的領導地位，故芳香療法廣為歐洲的美容師和治療師採用。

經科學分析證實：植物精華和芳香的性質不容忽視。許多種純精質油含有天然防腐成分，可抑止黴菌、酵母和細菌生長；甚至有些精質油可促進體內廢物排出，或直接就將廢物自皮膚表層排出體外。已有醫學研究報告顯示，芳香療法能防止老化，治療偏頭痛和關節炎，促使面皰癒合，刺激淋巴腺分泌（導致纖維素分解並降低血壓）、以及治療其他一些常見疾病。它的功效，應用相當廣泛。

雖然每一種植物精華有其特性，但所有的植物精華均有其共同特性；那就是：刺激白血球產生。白血球的功能是保護身體，藉著消滅外來微生物，以促強人體抵抗力。這也正是日常便使用植物精質油的好處所在；因為它們提高身體抵抗力。是人體最佳的且最無害的天然抗生素。

研究芳香療法和天然藥學的風潮，也使傳統的醫學院課程受到震撼和影響。傳統的醫學院學生，修習飲食和營養學的時數極少。而全方位自然療派人士則認為，治療這層功能不是僅在微觀層面，那樣太狹隘了。治療者應考慮到整個人體架構的需要，才能開出有效又正確的處方。假若傳統醫學將人體分成一小部分，分開來單獨研究，未來醫學的可發展性勢必受到嚴重阻礙。

芳香療法和全方位自然療派提供我們醫學新視野；重新以整合的眼光來看待人體。人體是個複雜個體，它所接受的外來輸入物，如空氣、食物、化妝品、藥物和思想，都會影響身體的運作。因此，近代科學不僅促使我們重新重視這由來已久的民間傳統芳香療法，也啟發我們的現代新科學觀。

6.「天然」與「人工合成」的物質面面觀

在正式開始本章的主題前，筆者欲先釐清「天然」的定義。就其字面意義來看，「天然」意指「大自然生成的」。故我們可以說：「植物是天然的」。從植物中萃取出的精華也是天然物；雖然萃取的過程本身是人工發明的，但不損其天然本質。更精確地來說，植物精華自植物中分離而出，本身就是一自然現象；就好像太陽照在玫瑰花上，而花瓣上的精質油會蒸發的現象一樣。

但，論及芳香療法中所使用的精質油，乃經人類技術予以加工提煉，使其以高純度的濃縮液方式成型，方便人類使用。像這樣的精質油，其「天然」的部分定義已然喪失；取而代之的是人類技術的精煉。我們簡稱後者現象為「科學」。

人類經由過去數百年的努力和研究，萃取精質油的技術已進步許多。科學家已瞭解構成精質油的最小化學單位成分；故以人工複製的方法製成「人工」化學產品。

縱然天然物和人工合成物擁有相同的化學構造，然其性質往往被視為極其相反的代表。人工合成物質，例如，我們熟悉的化妝品和藥物，是人類發明的產物；藉著組合單一化學分子而成化合物。天然物則如字面之意：大自然產生之物質。當然啦，所有物質都是由化學分子組成的，這是無庸置疑的。

我們平常吃下的蔬菜和水果，消化後也都成為單一的化學分子物；化學分子較生物體更單純更原始。然而，生物有機體並非由化學分子或化合物便可以組成了。例如，我們可以分析尤加利樹的精華後，也以人工方式依照其化學分子結構再複製人工的尤加利樹精華；但是這並不保證我們就可複製整片尤加利樹葉。且論起天然的尤加利樹精，其殺菌能力較人工的樹精強。由此我們可看出人工合成物的底線。

人類永遠無法與大自然相比；大自然有如技藝高超的設計家，人類欲完全複製天然物，幾乎是不可能的。因為人工合成物永遠缺乏天然物在天然成形過程中的有機動力。

有些產品製造商在產品上標示「天然」，但實際上並非天然物；諸如此類混亂的現象，在現代早已司空見慣。他們對「天然」的認知不清楚，以為「天然物」和「有機物」的意思可互通。「有機物」專指源自有機體的物質。但是也有一些對人類有益的「天然物」，非屬於有機生物體，例如礦物。

現在，我們常被一些製造商自創的古怪名詞所困惑，例如「有機栽培」、「有機生長」、「有機蔬菜或水果」。它們的存在根本是多餘的，不過是製造商要消費者多出高價購買產品的伎倆。

事實上，「有機栽培」意指農作物在生長之時，未受到化學殺蟲劑、除草劑或其他化學物質之污染。取而代之助其生長的，是天然肥料以及嗜吃害蟲的益蟲。經有機栽培的農作物，因為都不受化學物質影響其自然生物體生長。芳香療法中所使用的植物精質油，正是從「有機栽培」的植物中萃取提煉出來的。

就生產成本而言，製造人工香味的成本較低；但就算人工香味模仿得再像，它們仍然缺乏天然植物精華。

化妝品業多年來皆由化學工業主宰，但現在業界人士已返回製造化妝品的基本面：天然植物精華，以及萃取自水果、蔬菜、藥草等的精質油。各種護髮及皮膚保養品現在在向歷史學習，以自然植物為化妝品主要成分。

標榜純天然的保養品，與一般在超級市場販售的商品不同。後者所謂的天然化妝品，只是在以人工化學合成的成分中添加約百分之五的天然成分。而真正的健康且具環保概念的自然化妝品，只在專賣店或專業美容保養中心供有心人士選用。

電視廣告上大肆宣傳的洗髮精，含有會生泡沫的化學物質；這些物質係為滿足人類心理而添加，因人類認為泡沫愈多洗潔力也愈強。殊不知正是因為這些化學物質，使頭皮乾枯，並侵蝕保護髮絲表面的天然蛋白層。結果造成頭髮易斷且易打結。

因此，人們又發明潤髮乳。

大多數品牌的潤絲精會在頭髮表層遺留一層油脂狀外層，使頭髮看似健康富彈性；事實上這些油脂殘留物對頭髮的健康，一點兒都沒有好處。它甚至會吸引空氣中灰塵附著於上，使頭髮於洗過後第二天便又感油膩，人們因此又想洗頭髮。時間長久過後，隨著惡性循環，頭髮及頭皮便不再健康又富彈性。

如果人們換用天然洗髮精，一星期只需洗二次頭。且頭皮尚可得到滋養，頭髮的蛋白層也可強化；頭髮會愈來愈健康。

另一個執行上的困難是：有些我們認為是化妝品的產品，卻被藥物食品管理局（FDA）視為一般超市隨手可取得的商品。這些商品包括含氟牙膏、潔身類蟲劑、除臭劑和治頭皮屑洗髮精。藥物食品管理局規定，凡化妝品都要標示成分，以確保消費者權益。然如前述之身體系列部分用品，則可免標示。

如此一來，沒有標籤參考，消費者在購買時一定要很清楚。且廠商會省略測試產品安全性的花費，故只有等到那一人受到傷害後，方才開始測試產品的可靠度。

化學合成的化妝品和藥物，會產生累積性的副作用。人體處理化學物質的能力，不如處理天然物質來得容易。未被消化吸收的化學物便留在體內日積月累，同時刺激身體產生回饋效應，使身體加強或扭曲了對該物質的反應。

在服用某種物質一段時間之後，表面上看不出有什麼問題；然而一旦效應累積至某種程度後，突然產生徵兆，人們才驚覺於這嚴重的結果。然而這些徵兆也不是說來就來，它們會逐漸地表現出來；首先讓人體覺得部分地方不適，接著顯示某器官功能喪失，最後再導致全部身體健康瓦解。具備此種效應的化學物質不只是指藥物，一般日常用品如漱口水、除臭劑都可能帶來這種效應。

就拿止汗劑和除臭劑來說，過去數十年來，這些民生用品廣受歡迎。然而消費者在使用過後，發覺該產品會使皮膚癢痛。消費者向美國藥物食品管理局（ＦＤＡ）申訴，才發現該項產品中有八種以上的成分，不適合人體使用，會導致疾病發生。隨著消費者的要求及安全意識升高，化妝品和民生必需品等的製造商也開始重視安全和健康的問題。

化妝品業的健康意識抬頭，也漸漸影響到醫學界，從一九七三年以來，醫學界開始討論阿斯匹靈對胃產生的傷害效應。一正式的研究顯示，有五十一種消化性病症導因於過度使用阿斯匹靈。有位名叫麥可•卡斯曼的醫師，列出美國人的最愛：阿斯匹靈會導致的一連串副作用。整個醫學界開始發現，原本他們崇拜的萬用丹突然間成了健康的殺手。

美國人一年消耗超過二百億顆阿斯匹靈；平均每一成人每年要用掉一百顆。然而，這種看似無啥嚴重副作用的「家庭良藥」，居然是引發多項功能失調的元凶。它使胃功能失調、引起耳鳴，大量服用後使血液凝塊能力受阻；此外，肝功能亦會減弱，引起失眠症，甚至會導致生育機能障礙。

原本身體已稍不適的孩童若使用它，可能會引起過度反應導致死亡。其他常見的有害消炎化學藥物，尚包括治療關節膝蓋炎的可體松等等。

天然植物精華和人工合成之化學物質不一樣，它們可在體內順利且和諧地分解反應，幫助身體機制恢復功能。植物精華以天然物質發揮療效；然而，化學藥物的療效，竟然是靠殺死細菌來達成，無視於對身體有益的菌類。身體一旦習於某一化學藥物，下次欲達相同療效時便需增加藥劑量。相形之下，自然藥物就沒有這種類似彈性疲乏的困擾與問題。

化學合成物質引發身體波狀反應，健康與疾病就像波峰和波谷般高高低低。觸發健康狀況起伏不定的根源，則正是化學藥物。

天然精華因為和身體各部分合作無間，順利地分解、消化、作用，故身體機能不會對它們產生免疫力。是故天然藥物不會讓身體保健能力彈性疲乏。

看到此，讀者應很能體會為什麼天然栽培的蔬菜，乾淨的空氣，以及良好的個人衛生習慣，是芳香療法的實行重點。

雖然人體對某些毒素具免疫能力，但這只是短期的免疫力。人體的防禦系統終究有黔驢技窮的一天；一旦到盡頭時，系統的功能也停擺了。一些過去喻為世紀萬靈丹的神奇藥物，如抗生素長期下來神奇的功能，終將消滅。

抗生素的效用最近也受到懷疑，它們被認為是過敏原。事實上，過敏症狀盛行之地便是流行使用抗生素之地。由於過去美國人使用盤尼西林過敏。據一些未經證實的研究指出，抗生素對腎臟功能有害，嚴重時會造成神經錯亂，接近癲癇症。使用抗生素無異引導人體免疫系統走向惡性循環：藥物殺死細菌、產生免疫力、新的細菌突變種生成、人類又轉用另一種抗生素。如此週而復始地惡化下去。

人體在消化合成的化學物質之後，會消耗大量能量。因而遺留許多嚴重的健康問題，包括肝功能受損、新陳代謝故障、失眠、器官硬化、膽囊長氣泡，以及白血球數量急遽下降。假如孕婦不慎使用不當藥物，胎兒將面臨先天性殘障或畸形的危險。

人們過度使用的另一種藥物，是所謂治療心靈狀態的藥，例如，鎮定劑或提神劑。在美國，這二種藥物普遍的程度也幾近氾濫。一名曾與芳香療法之父合作過的意大利籍教授保羅•羅菲斯提（Paolo Rovesti），專精天然植物精華對心靈的影響。在他的著作中這樣寫著：「社會學家和神經科學家告訴我們，這個時代的特色是充滿焦慮與沮喪；因此造就鎮定劑或提神劑如此風行的現象。而如衆所週知的是：長期服用這些藥物，會產生中毒或身體功能受損現象。」

羅菲斯提接著補述：「若適量地使用植物精華，一樣可以達到同樣效果，而且對身體健康沒有害處，不會產生連鎖的副作用，例如發抖、記憶力減退、昏迷、過度亢奮、慢性噁心以及食慾不振。」

當今的許多執業醫生治療疾病的方法，是只知鎮壓消除病徵而不究其原因。殊不知人體會表現病徵，其意也深。通常徵狀即代表身體目前極需之物。

例如，嘔吐時表示消化系統遭不潔之物污染，因此需要清潔殺菌；頭痛則係因精神過度緊張，因此需要能放鬆紓解緊張。至今，科學家為了要找到治療一般感冒的藥物，已花費數百、千萬美元的研究經費。但始終未能獲得滿意的結果，原因是單獨感冒這一普通疾病，可能會產生一百多種病徵；欲使單一藥物能癒百種徵狀，無異緣木求魚。但是若撇開複雜的考量，簡單來說：感冒著涼了，就表示需要熱量。此熱能可以自具有溫暖效果的植物精質油取得，例如黑胡椒、丁香油等。同理可循：發燒時就表示要冷卻降溫。

早在一九六〇年代便已有醫師們指出：「化學藥物的方便性極高，且產量大，價格也低，故病人往往成為便利性的犧牲品，健康狀態日積月累地逐漸惡化。反觀天然植物精華，即使用得再久也未聞會使人體健康走上惡性循環。」或許人類在面臨這些問題之後，會考慮更偏重使用天然藥物。

7. 概述嗅覺

「氣味是個萬能的巫師，它能帶我們穿越時空。水果香使我想起南方的故鄉，憶起兒時在桃子果園的情景。其他氣味皆可使我立即憶起與之相關的快樂或悲傷回憶。甚至只要憑想像，我似乎都能聞到老家逝去的夏日芬香，和田園果實纍纍的甜蜜香味。」

——海倫凱勒

人體內最精確敏感的感覺是嗅覺。嗅覺的特性是細緻靈敏，使得人們一般而言可辨識上千種氣味。就像狗的嗅覺一樣，然而狗的嗅覺又較人類的強過一百萬倍。

人類的遠祖依賴嗅覺為生的程度很大，故其嗅覺能力與現代人比起來要更靈敏。今日世界充滿污染的環境、口味重的食物，和濃厚煙味，已嚴重地侵害現代人的嗅覺。

但即使我們不斷地摧殘自己的嗅覺，這種能力卻是機器無法取代的。在所有的化妝品品質控制實驗室、生化研究中心及一些設備良好的警察局，都設有昂貴的儀器不斷地運轉。該靈敏的儀器可以層析法的方式，分析出空氣中所含水氣的成分，偵測是否有任何異常。它的作用在於替實驗室作品質控制。然而，儘管擁有一台看似萬能的機器，通常還是會設置一名嗅覺師在側。嗅覺師主要的功能是負責嗅聞液體散發出的水氣和氣味，再與機器的分析相對照。通常，嗅覺師的鼻子較能聞出異常。如前所述，我們的鼻子在經過連續一段時間接觸到某一氣味，鼻子會因慣性而習於該氣味。因此，職業嗅覺師不能一直聞相同的氣味；他在測試不同氣味時，中間必須間隔一段時間。若有任何異常，方得以輕易偵測出來。

儘管我們的鼻子很靈敏，但往往不知如何以文字形容所聞到的香味。科學家嚐試描述並分類人類嗅覺功能的機制，也往往發現力不從心。到目前為止，我們所知道的資訊也不少。

例如，嗅覺的產生是因為細胞膜中有一個結構如長髮的微小接收分子。每個細胞中約有五至六個這種條狀體。組成氣味的微小分子進入鼻子後，會溶於細胞薄膜，條狀體偵測到外來物，會將接受到的訊息傳到腦部，其中間的傳遞過程，較一般的感官刺激反應更快。因為嗅覺神經可經由鼻子直通腦部，且那也是唯一管道。

嗅覺神經與大腦的邊緣部分直接連繫；邊緣系統不受人的意識控制。它統籌管轄調節人體的一些感覺，例如，飢餓、口渴以及性慾。它直接影響並控制人體之消化系統和生殖系統、情緒反應以及感官感覺。因此，嗅覺不能受意識或智力控制，故也不易被人類邏輯式的分析清晰地表達。我們對嗅覺的認識仍停留在印象與聯想階段。

丹尼爾•麥肯錫是『芳香與精神』（Aromatics and the Soul）的作者，他在其著作中闡述嗅覺功能其實是由二種機制作用組合成的。因為它們同時進行，故我們誤以為它們為單一現象。一種機制屬化學性的，如前段所述；另一種則是不需分子被吸入體內產生刺激，而是震盪作用。後者之說法較能解釋為何有些動物在很遠的距離之外便能聞到味道。

一九六七年，科學家阿莫（J.E.Amoore）在『大自然』雜誌上刊登一篇文章，說明分子形狀和氣味的關係。他發現圓形分子的氣味像樟腦；碟形分子帶有花香的味道，螺旋形分子則似薄荷涼味。其他有些研究員也一致認為味道、顏色和形狀彼此之間存在互動的關係，且三者皆具潛在療效。如同『香氣心理學和生物學』（Porfumery:The Psychlogy and Biology of Fragrance）一書的作者杜爾克（E.Douek）指出：「喪失嗅覺往往與心情沮喪有關。這是因為喪失嗅覺就等於喪失欣賞世上美好事物的能力。」

若將某人眼睛矇起、鼻子摀住，他一定無法辨認牛奶、微溫咖啡、紅酒之間的差別。我們在享受美食時的愉悅，多半靠嗅覺功能的幫助。美味食物刺激口腔分泌消化液，因此食物愈香，消化作用就愈容易。

古代數個民族如埃及和希臘，均知道身體香味可刺激並帶動情緒反應。情緒低潮時，聞一聞茉莉、羅勒或柑橘等精油可使心情好轉；神智低沈時抹一抹薄荷油，可提神醒腦。迷迭香油則有助於恢復記憶力。

不同的氣味混合在一起會引起不同的、甚至是相衝突的感覺。大部分香水的香味是多重的。裝在小瓶的香水，味道也許很好聞；但一旦抹於不同人的皮膚上，效果很可能完全不同。因為香水的香味會與人的體香重新混合。芳香療法這門學問所致力研究的重點，不僅限於植物精質油本身，也會重視彼此香氣之間的關係。芳香療法對現代美容產品的貢獻，亦是不遺餘力的。

就某些方面而言，人類鼻子的嗅覺能力，古今中外各民族皆頗一致。同時聞到惡臭，我們都會面露嫌惡的表情。舉例來說，如下段引言所述，十八世紀的巴黎是個充滿惡臭的都市，黑暗時代似乎仍與之有不解之緣。與當今的巴黎相較，後人實難想像今日香水之都在歷史上居然也有如此不雅的時期。派屈・蘇絲金（Patrick Suskind）在他一九八六年出版的歷史小說『香水』（Perfume）中曾如此寫著：

「在那個時代，都市裡浸佈著現代人絕無法想像與忍受的惡臭。街上四處可見糞便，院子裡散發著尿騷味，牆角堆積著霉木和動物排泄物，廚房裡腐敗的菜葉隱隱發臭，房間亦通風不良且積塵數尺，臥房的床單也油膩發黃，室內芳香劑的香味如同刺鼻廉價的氣味。煙囪裡陳舊的硫磺惡臭不斷隨空氣灌入室內。製皮革廠裡使用的腐蝕性鹼汁，濃味四溢。人們都穿著汗臭骯髒的衣物，張口說話時又散播惡熏的口臭。身上的體臭有如老年人陳舊的身體所散發的味道。舉目所見，河流、市街、教堂、橋下，甚至宮廷中都散發惡臭。各階層的人類，自王公貴族、學者牧師、到一般凡夫走卒，無一能倖免。」

蘇絲金所言絕非誇張。現在看到的西方文化，看似先進又整潔；殊不知人們的良好衛生及個人沐浴習慣，是直到十九世紀才建立起來的。難怪即使像巴黎這個大城市，也免不了充滿惡臭。

芳香療法雖然強調具天然芳香的物質可以有治療效果，它也不排除臭氣尚具保健和治療功效的事實。當我們聞到臭味，感覺好像五臟六腑都覺得很噁心；其實只是我們有意識製造出的反應，不是嗅覺功能運作之下的結果。人體在聞到不好的氣味時，會傾向以為它就是缺乏衛生、象徵腐臭、疾病、廢棄物和屁臭；都是不利於人體生存的物質。

有些醫生聲稱每一種疾病會使身體產生難聞的味道，它就像是身體在危急時，向外界發出的警訊請求協助。早時期的醫師在欠缺先進儀器診斷病情時，往往依賴檢驗病人的糞便、尿液、口臭和流出液，診斷病情。

香味和美麗的關連，人類較能取得一致的共識；那就是，芳香往往是美麗的同義詞。但是，人類認知何種氣味是香味之判斷標準，卻又因人而異。基本上，我們對大部分的食物美味，其判斷和品嚐標準是一致的。因此，對於大自然的香甜氣味，人類通常表現出最喜愛的情感。

人類造物者的心意往往難以捉摸。雖然人類的鼻子喜愛聞香味，嗅覺系統在香味連續刺激下，會喪失對香味的敏感度。正如中國的一句俗語：「入芝蘭之室，久而不聞其香。」這種嗅覺慣性，好似造物主在告訴人類：「你已經享受你應聞到的香味了，不要再貪心了。」

然而不幸的，嗅覺對臭氣就不具慣性；香味和臭氣的不一致反應隱喻人類：聞到臭氣時要想辦法改善消除之，聞到香味則不要太沈溺。

人類個體間喜愛的程度，或多或少受到是否能接納對方的體味的影響。個人獨特的體味是無法掩飾的；因此，最好的香水應是能與使用者體味調和的香水，而非欲掩飾體味的香水。由於人會習於自己的和身邊人的氣味，無形中就會被他人的氣味影響。

人與人之間的人際關係之化學反應，因此可說與氣味調和現象有關；所謂「臭氣相投」，大概就是如此。甚至可從人體呼出的氣息，判斷此人的性別。通常異性之間較易自彼此的體味，辨認對方的性別。

大自然萬物的原動力似乎靠香味驅策。動物之間的吸引力，往往靠分泌的費洛蒙及一些芳香物質。蚊蟲聞到人類皮膚上的花香香水，會趨避叮咬。『植物的祕密生態』（The Secret Life of plants）一書的作者彼得•湯姆金斯（Peter Tomkins）和克里斯多夫•博德（Christopher Bird）。在其著作中主張，未受精的花朵會釋放出強烈濃郁的香味，最長可達八天。若八天過後仍未吸引昆蟲來傳播花粉，花朵則自動凋謝。然而若它受精之後，三十分鐘內便會停止分泌香味。此事實證明了香氣在植物及昆蟲吸引異性時所扮演的角色；人類和動物亦受此關係影響。簡單具體而言，大自然的鼻子是使世界生生不息的原動力。

8. 常見使用植物精華的方法

「好名譽就像名貴香膏，散佈四處不易消去，因為香膏的濃郁香味較花的香氣持續。」

——法蘭斯　培根

本章介紹最常見使用植物精華的三種方法；關於各種植物精華的個別用法，將在本書第二部分詳加描述。除了內服方式，植物精華尚可以吸入法、按摩法和沐浴法使用。

一、吸入法

這是自古以來便常用的方法。古希臘醫生馬瑞西斯一生致力於嗅聞不同的花朵，以判斷那些具刺激作用或鎮定作用。具果香或辛辣香味的花，如玫瑰、風信子等，其香味具刺激作用；而百合科植物的花香則具鎮定安撫作用。許多民族文化在其宗教祭祀典禮，使用香柱；使參加者聞之，莫不精神為之一振，心境也有平和許多之感。

拉丁文中「呼吸」的意思是「來自上帝的靈感」。英文的「呼吸」一字源自拉丁文，也隱喻「延續身體和心靈生命的物質」。所有生物都必須靠氧氣在體內運作而得以生存，故「呼吸」的確是生命的精神。

一般人在呼氣時，其中三分之一是身體產生的廢物；若吸入芳香氣味，可以幫助促進體內廢物毒素排出，因為香氣可促使消化系統順暢。

吸入香氣的量和時間均不宜過大、過長。否則很可能導致頭痛和嘔吐。再者，同時間吸入幾種截然不同的香氣，會使嗅覺神經錯亂混淆。但若事前已先行將數種能相容的精質油互相調和，便不致發生這種問題。

十九世紀的英國屬維多利亞時代，當時的女仕小姐們喜好聞香氣，這件事已經成為她們生活中不可或缺的事。她們將精質油貯放在一小瓶，放在皮包裡隨身攜帶，在暈眩初期立即聞嗅提神之。

這情形尤其在上層階級的婦女最常見，因為她們必須謹守一些淑女行為規範，服裝也要順應當時流行的束腰服飾；對身體產生不良束縛，是故時常發生暈倒現象。現在雖然已不復以往需要配戴香瓶的社會環境；但在二十世紀的今日，人類對此專供吸入的香油混合物仍有需要。例如，芳香療法治療師丹尼爾•瑞門（Daniele Ryman）自行研製了二劑香精混合物，專供適應飛行時差專用。一劑供在早晨吸入，保持精神高昂；另一劑則供晚上聞嗅，幫助睡眠。這種特殊商品，在倫敦的國際機場有售，是長途飛行旅客的最佳個人用品。

市面上出售的空氣芳香劑，會散發一層淡淡的芳香薄霧，經由空氣流通瀰漫整個房間。下列數種精質油，常被用來製造室內芳香劑；不僅具殺菌、除臭功能，亦對人體有保健治療效能：

- 具鎮定、安撫效果的精質油：洋甘菊、薰衣草、馬郁蘭。
- 具刺激作用：松樹、迷迭香、鼠尾草。
- 具純淨、清潔作用：天竺葵、檸檬。
- 具清肺功能：尤加利樹、牛膝草、薰衣草。
- 具提神功能：香柏、乳香、沒藥。

二、沐浴法

在諸多古代文明中，「沐浴」在其社會、文化、宗教生活上，都扮演重要的角色。埃及人、中國人、阿拉伯人、希臘人和羅馬人，都各自發展出其獨特的沐浴典禮。因為古老民族都深知，沐浴不僅可帶來感官上的愉悅快感，也具備身體保健的諸多助益，包括鎮靜作用、提神作用、減輕肌肉關節酸痛、恢復皮膚光澤與彈性等等。

將沐浴與神話中流傳的「青春活泉」相比喻，應該不是無稽之談。定期並認真地進行身體沐浴，對身體和情緒都有益。曾是美國總統的班哲明•富蘭克林（Benjamin Franklin），在許多方面都具先知灼見；他在當時代尚未認清此事實時，個人已然了解沐浴的好處。

他於十八世紀初，首次自外國引進美國第一個浴缸；他的理由是：泡在浴缸裡可以幫助自己思路清明。在水中，人體的重量部分被浮力所抵消，因此血壓會降低。而當水溫與人體體溫一致時，沐浴者的心中油然浮生一股幸福安逸的感覺。

人類自從把沐浴的地點移至室內後，一些改進的方法便慢慢形成。最簡單的方法是在水中滴上數滴芳香油，讓水面上形成一層薄薄的油膜。一般而言，溫水浴使人紓解疲勞；短暫的熱水淋浴則具提神作用。發燒時，芳香療師會建議患者泡冷水浴，再滴上尤加利樹或薄荷油。若有傷口部位，可將芳香油加入水中沖洗，協助傷口快速癒合。腳部浸泡熱水，可以有效地減輕頭痛、感冒、神經痛、便秘、靜脈曲張，以及腹部痙攣疼痛等症狀。

採沐浴法所能吸收的芳香油，量較其他方式為少；但其散發的香氣，對神經系統仍有助益。沐浴後，滴少許芳香油抹在皮膚上，可使皮膚柔嫩並防止乾裂。最有效的皮膚保濕首推蘆薈油。

筆者歸納出以下數種芳香油的效用。讀者若有興趣實驗，記住每一次最多不可使用超過十五滴的劑量。為了避免可能發生的皮膚過敏現象，筆者建議讀者最好將之加在沐浴乳中，稀釋後再使用：

●具放鬆紓解作用：洋甘菊、絲柏、薰衣草、馬郁蘭、橙花、玫瑰。（夜間沐浴適用）
●具刺激作用：牛膝草、杜松、薄荷、松樹、迷迭香、鼠尾草。（清晨沐浴適用）
●具提神清爽作用：羅勒、佛手柑、絲柏、天竺葵、薰衣草、檸檬。
●引起性慾之芳香油：肉桂、茉莉、玫瑰、檀香、香水樹。
●減輕肌肉酸痛：杜松、迷迭香、麝香草。

三、按摩法

按摩法也是一門古老的藝術。它首創於埃及和東方古文明，後來才傳到西方。聖經裡有許多段文字便是敍述按摩；通常會以「塗以香油膏」來象徵之。例如，在約翰書第十二章第三節中寫著：「瑪麗捧出一磅香油膏，塗抹在耶穌基督的腳上，並用自己的長髮加以抹擦；頓時，房間充滿了油膏的香味。」

芳香療法中，按摩是最重要的方法。至今仍是解除緊張壓力的最簡便且最有效的方法，比那些動不動就把鎮定劑當維他命的作法要來得健康。就最顯而易見的效果來看，塗抹精質油按摩，可提高人們享受芳香的樂趣。按摩亦可促進醫療性油膏快速吸收。

芳香療法治療師常用的按摩招式包括瑞典式按摩、日本指壓以及一般神經肌肉按摩。可按摩的部分亦區分為：後背式、臉部及全身按摩。全身按摩通常自背部開始進行，俟身體主要部分都放鬆舒坦之後，再按摩一些敏感的小部位。

基本上，按摩的力道要愈深入肌肉愈好，但不能使病人感覺疼痛。動作時要輕緩施力，以期將不適感減至最低。整個按摩過程使得油膏得以快速吸收、身體和精神均能放鬆，以恢復活力。有一些疾病只需在關鍵部位塗上油膏，進行局部性按摩便得以減輕疼痛。

為了使按摩達到最大效用，病人一定要全身放鬆。而按摩者的力道要集中，但不可造成病人的壓迫感。由於此種治療方式乃經由按摩者接觸患者的身體來進行，故二者皆需互信，才能使按摩法順利完成。

使按摩法有效的另一先決條件是：皮膚需具備良好的吸收能力。油膏在進入人體之前，皮膚是最重要的傳輸媒介；因此它的外表及內部都不能被灰塵或毒素阻塞。淋巴液是分佈於脊椎之間管道的分泌物，若淋巴管阻塞了，便失去運送精質油至全身的功能。

淋巴液不像血液一樣，有心臟加壓，促使其循環。淋巴管一旦遇阻礙，則液體滯留，以致肌肉酸痛、肥胖、贅肉、膽囊腫大等等疾病。而導致阻塞的常見原因有：飲食過度、營養不良和缺乏運動。如果阻塞現象嚴重的話，可考慮改變飲食習慣，並以規律的運動習慣來改善。芳香療法也能深入解決這些問題所帶的徵狀。

芳香療法的按摩規則很簡單。按摩地點應位於一寬敞舒適、溫度適中的空間，光線良好但不能有刺眼的烈光。病人需躺在固定好的按摩桌上，以便按摩者能方便迅速移動。按摩者在事前及事後均需洗手。

一旦開始進行了，按摩者的手要儘量少移動，以穩而緩和的力道，對準病人疼痛及緊張的部位下手。若能將按摩節奏調和病人的呼吸，使其一致，則更可快速發揮效用。進行時，二者應避免交談，專心地享受整個治療過程。

製作按摩油的方法如下：四分之一盎司的精質油，十二～十四盎司的植物油。乾性肌膚者可用杏仁油、蓖麻油、可可脂、橄欖油、花生油。一般肌膚者，使用玉米油、棉花籽油、芝麻油等即可。油性肌膚者則要選用亞麻籽油、黃豆油或任何核桃油。下列數種精質油，可單獨或混合使用，以便發揮功效：

●鎮靜安撫作用：洋甘菊、薰衣草、馬郁蘭。
●刺激提神作用：檸檬、橙花、薄荷。
●引起性慾作用：香柏、檀香、香水樹。
●增進循環：絲柏、天竺葵、麝香草。

第二章

植物精華簡介

本部分要介紹的植物，是常見用以提煉植物精華的代表性植物種類。筆者並未試圖介紹全部種類，也不欲非常詳細地介紹單種植物。僅以簡明扼要的方式，讓讀者一窺芳香療法的藝術及其使用的素材。各植物具有的特殊醫療效能，取材自執業的芳香療法治療師所著的文章。

使用植物精華的方式有很多種，若要採服用方式，則需將精質油滴入蜂蜜水後飲用。治療師建議適當的劑量如下：

年齡	純油滴數	混合油	每日次數	服用期間
五～十四歲	二滴	每一種一滴	三次	二星期
十五歲以上	四滴	每一種二滴	三次	三星期

服用後通常一星期便能見效。但慢性病症則需立即送醫。服用應適量，過量會引起體內器官中毒；但以下所介紹的植物精質油都不含毒性。

人們最常將精質油塗抹於皮膚上，經由它吸收後傳入體內；因此在進行芳香治療前，必須確定皮膚的健康情況良好。若皮膚狀況不佳，則需先改變飲食習慣、多多運動、減少使用化學藥物和化妝品，藉以改變膚質。

1. 羅　勒（Basil）

學名叫做 Ocymum Basilicum，原產於太平洋群島；十六世紀時由亞洲傳到歐洲，英國殖民拓荒者又將其帶到美洲新大陸。羅勒的原名源自希臘文，意即「皇室之香油」。

羅勒樹呈矮小灌木生，是常年生植物。其葉常用於烹飪。由於人們喜愛食用它，其品種各地互異；較著名的有非洲羅勒（其味刺鼻似樟腦）、肉桂羅勒、貓眼羅勒（香味濃郁，常製成乾燥花芳香劑）、檸檬羅勒、甘草羅勒、神聖羅勒（在印度被視為神聖的植物）。然而最常用來烹飪和治療的品種，仍屬一般原生種羅勒。

羅勒的主要作用在於刺激感官反應。由於它的繁殖能力很快，往往短短的一季便能長成茂密的一叢。

原生種羅勒的花呈白色小花；其精質油色卻呈淡黃綠色。它的香味濃郁且刺鼻，如丁香的香味往往使人誤以為自己身在地中海一帶的樹叢裡。其葉和精質油的味道甜中帶苦；因其

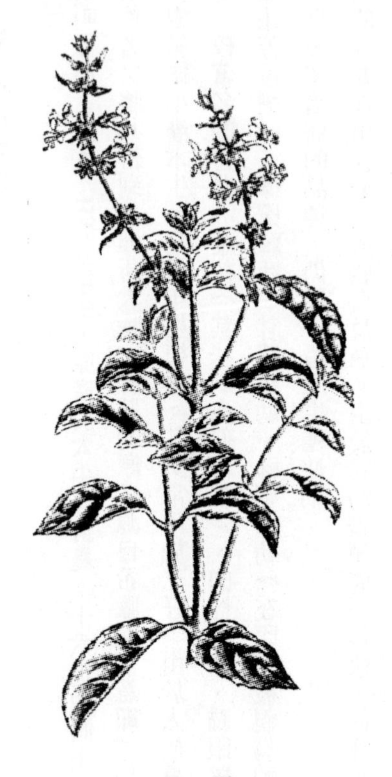

羅　勒

性兼屬熱冷，故用於沐浴上，會帶來提神且紓解疲勞的功效。

古希臘人相信羅勒樹可以驅凶避邪；即使到今日，希臘人仍會種一盆羅勒樹在家門前，藉以驅走不好的東西。

羅勒精質油的主要特性是提神（特別是能刺激神經系統）及鎮定痙攣症（先刺激再鎮定中樞神經系統）。經過實證證實，芳香療法治療師咸公認羅勒精華是提神刺激的最佳良方。只要施以適量，病人的神經得以鎮靜下來卻不會感到昏睡。除此之外，羅勒尚可克服精神疲勞、焦慮、消化性陣痛、痙攣性咳嗽、偏頭痛、暈眩、失眠以及調理婦女生理痛。和薄荷一樣，羅勒的刺激特性，用來對抗鼻竇充血最有效。

人類的消化系統對羅勒的反應很快，故也可用以治療腸胃不正常；其鎮定功能亦可治療胃痙攣和消化不良。

若用於皮膚保養，羅勒可以恢復皮膚活力；少量使用（用一盆水稀釋五滴精質油），可做為日常的皮膚調理水。它尚可以驅走昆蟲、蚊子；若遭蚊蟲咬傷、蛇蠍螫咬，仍能用羅勒油來治療。茲將羅勒的特性及功能摘要如下：

• 刺激感官。

- 提神並安定痙攣症。
- 克服精神疲勞及相關的症狀。
- 治療胃痙攣及腸胃方面的疾病。
- 驅走蚊蟲等有害昆蟲。

2.安息香（Benzoin）

學名叫做 Styrax Benzoin。安息香木原產地在亞洲，屬熱帶樹木，當其樹幹被深深切入後，會流出灰色帶紅色條紋絲的樹膠。紅色的絲狀物質富含芳香的植物精華。萃取安息香樹脂的方法很簡單，只要等它流出乾硬後，便可採取。

安息香長久以來被公認是最佳宗教用香柱的原料，人們於宗教儀式上燃燒它藉以驅除不祥之物。安息香的主要成分是安息香酸，是安息香木精華裡的基本分子，乃白色晶狀有機酸。現代化學科技已可用合成方法製造安息香酸，可用其當殺菌劑及防腐劑。安息香木的精華呈褐紅色，性質安定而不易揮發，狀如脂油，然味卻似香草。

安息香具有清除障礙的功能，可消去多餘的黏液，促進血液循環，利尿，清潔皮膚毛細孔污垢。它治療感冒最有效，此外亦具鎮定、殺菌之功能。茲將其特性及功能摘要如下：

- 殺菌。
- 清除阻塞管道之障礙。
- 治療感冒症狀。
- 清潔並癒合皮膚。
- 促進體液循環與排泄。

3.佛手柑（Bergamot）

學名叫做Citrus Bergamia，是一種生長於義大利的梨形柑橘屬果類。人們栽種它的目的純粹是為了其香油。其樹名乃因該香油產於倫巴底的柏加摩（Bergamo），而以該城市命名。

佛手柑油呈黃綠色，乃榨自果皮。它是製香水業中最常用的精質油，因為它可以與多種其他植物香精油攙合，而不會破壞原有化學成分。其味甜而撲鼻，一如其他柑橘屬植物香味，但甜中尚帶著如薰衣草般淡淡的花香。

義大利傳統醫學上常用到佛手柑油，特別是用以治療感冒和蟲咬傷。最近，醫師和芳香療法治療師們經由臨床經驗，發現佛手柑油尚具備殺菌、鎮靜及安定痙攣症等之特性，故又可廣為運用到這些病症的治療方法。

尚法內醫生也記錄了佛手柑油的個案研究，它可以殺死腸內寄生蟲、治癒腸絞痛、促進食慾。也有其他傳說，宣稱佛手柑可用在灌洗法清洗治療婦女陰道發炎等病症。其殺菌特色也可用來去除口臭。除此之外，更能幫助消化，消除腸胃脹氣。若皮膚長了青春痘、濕疹等小症狀，少量抹以佛手柑油據說可幫助皮膚癒合；但若用了過量，反而會產生反效果。由於佛手柑油增加皮膚的光敏感性，故抹上油後皮膚很容易被曬成古銅色。然而，它並不能阻隔陽光中的無形殺手—紫外線。

故在日間使用它時，要特別留意。茲將其特性與功能摘要如下：

- 殺菌。
- 鎮靜、安定痙攣症。

- 治療腸胃方面疾病。
- 少量使用可幫助皮膚癒合。
- 增加皮膚的光敏感性，日曬前不可塗抹。

4.樟　樹（Camphor）

學名叫做Cinnamomum Camphora，原產地是日本及中國。樟樹是一耐寒長年生植物，屬樟科。其花成串、狀小色白；果實則如紅色莓子。然而，因為樟樹之花果，通常結實於二十、三十呎高的樹枝上，往往很難採摘。整棵樟樹都富含精華，卻是多年的結果；因為樟樹必須任其生長五十年才能砍其樹枝。砍伐下的木頭及樹皮浸泡在水中煮沸，以過濾法萃取其精華；水溫冷卻後形成固體狀，一般俗稱樟腦，氣味和尤加利樹相彷。

樟腦具平衡功效，可以在極端緊急的狀況下派上用場。因此，它用來急救中風、心臟衰竭、體溫驟降等緊急事件，再適合不過了。

例如，樟腦的鎮靜效果，可以發揮在歇斯底里症發作時。但在極度的昏迷情況下，樟腦又可當作刺激劑。一般而言，樟腦可促進血液循環，加強心、肺、消化等功能。故除了前述之應用範圍以外，樟腦更可有效克服氣喘、支氣管炎、感冒、發燒、便秘、嚴重腹瀉、肺炎、肺結核以及食物中毒。再加上其殺菌及消炎特性，樟腦對長滿痘子的人或敏感性肌膚，皆非常有益。

樟腦還有一項和前述完全不同的用途；它尚可以驅走衣服或紙張的蛀蟲。因為蟲不喜聞樟腦的味道。茲就樟腦之特性與功能，摘要如下：

- 殺菌。
- 急救與危難時，予以克服。
- 刺激振奮劑。
- 平衡敏感性肌膚。

5.香柏（Cedarwood）

學名是 Juniperus Virginiana，屬松科的針葉樹，其生長地分佈極廣，特徵是其葉如針狀物，會結毬果，而樹幹堅硬耐用。香柏的針葉會發出馥郁的香氣，每當微風輕吹，柏木香便隨風輕揚，在附近散步的人，即使沒見到樹，都可以聞到其清香。

香柏油可算是第一種被萃取出的植物精質油。埃及人最喜愛用它，無論是當做化妝品、驅蟲劑，甚至製作木乃伊時，都會用到香柏油。著名的所羅門王的祀廟，便是以產自黎巴嫩的香柏原木所建成。當時黎巴嫩的香柏木是上好的建材，埃及人正是因覬覦其豐富的森林資源，而出兵占領黎巴嫩，以確保埃及帝國內香柏原木來源無虞。

美洲土著印第安人和埃及人一樣，視香柏樹為神聖的象徵。印第安神話中傳說造物大神創造宇宙時，特別做了一些記號在某些植物上，提醒世人該類植物有治療效果。這種記號便是：樹狀呈針尖般向天空指去的樹木。香柏便是其中一例。

造物大神創造香柏時，大地之母非常鍾愛這種樹，故將其血液注入樹幹內，使其木紋帶有紅色。印第安人是世上最早懂得燃燒香柏，吸入其煙藉以清喉嚨並鎮靜靈魂。香柏精質油可促進呼吸系統，刺激內分泌和神經系統的作用，並能減輕壓力和焦慮。

現代科學研究進一步地發現，香柏精質油可以有效地治療皮膚疾病，尤其是皮膚出疹。它可以治療面皰、使油性膚質改變，並改善過油或過乾的頭皮。香柏油除了可驅蚊蟲，也可在被咬傷後，減輕癢痛的感覺。

在某些狀況下，尚可用來治療較嚴重的皮膚病，如濕疹。然而，在使用時應適量而用，任何過量地應用均會刺激皮膚，造成反效果。

香柏精質油通常採蒸餾法萃取；人們將木屑放入水中煮沸，待其蒸氣冷卻後便可取得精華。它具有鎮定、殺菌和收斂的效果。茲將香柏的特性和功能歸納如下：

- 清暢呼吸系統。
- 治療皮膚出疹症狀。
- 減輕蚊蟲咬傷帶來的痛癢。
- 減輕壓力與焦慮。

6.洋甘菊（Chamomile）

學名叫做 Anthemis Nobilis, Matricaria Chamomilla。它的如蕨類狀的葉子，含有強烈的氣味；其花經曬乾後，數百年來皆作為製成醫療花茶的原料。

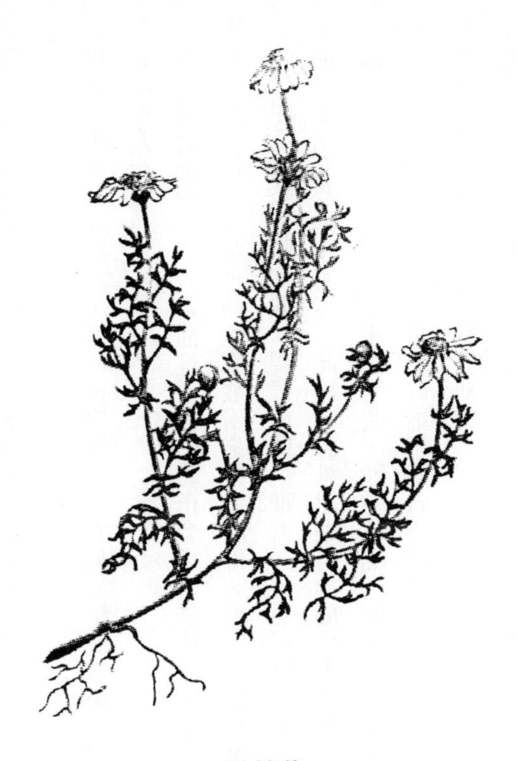

洋甘菊

最常見的洋甘菊品種帶有蘋果香味，它常用來製作花茶。世上有一些民族認為此品種之洋甘菊，原產於當地。故擁有多種名稱，例如，羅馬洋甘菊、德國洋甘菊、匈牙利洋甘菊、英格蘭洋甘菊。

洋甘菊高度約一呎，其花狀小，呈白色串狀。洋甘菊油呈淡藍色；另一品種的洋甘菊花形則稍小，其花油則為深藍色。

洋甘菊含有一種有趣物質：藍香油烴。它的防止發炎性質特性；在摘下花朵汁液乾竭後，所呈現的藍色晶體便是它。藍香油烴常被用來製造油膏、香皂、化妝水和乳霜。

古埃及人用洋甘菊治療發燒症狀。現代醫師則推薦洋甘菊可以服用，以治療黃疸、腹痛、消化性胃潰瘍、尿結石及消化不良。此外，若外用則可治療皮膚燒傷、灼傷等症狀。因為它具有良好的鎮靜效用，故可以減除壓力緊張、鬆弛神經，而不會帶來昏睡沮喪的副作用。

婦女若有經痛、痙攣、流量不正常或有更年期的不舒服症狀，可內服洋甘菊，其療效不小。以洋甘菊油按摩肌肉，可以鬆弛緊張肌肉。

洋甘菊也是草本美容、護髮聖品。由於其質地溫和且不具刺激性，它適合敏感性乾性肌膚，並可治療青春期因旺盛油脂造成的面皰膚質。含有洋甘菊油的洗髮精和潤髮乳，可以使金黃色髮質之頭髮閃閃發光，柔順易梳。

因為洋甘菊質性溫和，且具有廣泛的治療功能，故它特別適合孩童使用。它可以治療所有孩童所患的病症，如鎮定情緒、助其入睡（多半因惡夢、發燒或咳嗽而不能入睡）、減輕牙痛等等。茲將其特性及功能摘要如下：

- 抗發炎。
- 具鎮定、平撫情緒的效果。
- 治療常見婦女病。
- 減輕皮膚緊繃。
- 使頭髮柔順光亮。

7. 肉　桂（Cinnamon）

學名是Cinnamomum Zeylanicum·，最常見的品種是錫蘭肉桂。屬於樟科的長年生樹木。我們常說的肉桂，便是取自肉桂樹樹皮內。每棵樹每隔二年，採摘工人便會自新長出的樹枝剝下樹皮，捲成管狀出售。西方人喜在自家溫室裡種植肉桂，當做觀賞性植物；因其葉形美觀且富郁香味。肉桂的萃取方法乃採蒸餾法；將樹皮浸水煮沸，人們可自冷卻的蒸氣擷取肉桂精華。

不論古今、東西方文化，咸喜愛肉桂這類植物。過去，它一直是量少稀有的珍貴物質，人們只在節慶特殊日子才捨得享用。幾百年來，肉桂被應用在草藥，甚至製成祭祀香柱、香水。一八八七年，有位草藥專家張伯倫（Chamberland）便曾撰述：「中國和錫蘭種肉桂的殺菌功能最強。」

世界各地小孩則喜愛肉桂的香味，將之灑在塗滿牛油的麵包上，倍感可口。

現代科學家研究肉桂的化學成分，才了解其百年來受歡迎的原因：因它的刺激有助於血液循環、心肺及消化功能。含有肉桂的汁液或糖漿，可治療咳嗽、精神不濟、呼吸困難、消化不良、腹瀉、性無能及生理期量少。茲將肉桂的特性和功能摘要如下：

- 殺菌、消毒功能。
- 刺激身體一般功能運作。
- 打擊細菌感染。

- 過量使用會引起過敏不適。

8.絲　柏（Cypress）

學名稱做 Cupressus Sempervirens，它原生地在北美、歐洲大陸和亞洲，是長年生植物。其樹狀高大，會結毬果、葉呈深綠和灰色。樹形呈左右二邊平衡對稱。地中海地區人民特別喜愛在墓園種上絲柏，或許是因其為神聖的象徵。

當今，絲柏則是受歡迎的景觀植物；在一些正式宏偉的花園裡，都能看到其英姿。柏樹精華，乃將其樹枝和毬果以水蒸氣蒸餾法得之。

富含核桃和木頭香氣的絲柏精質油，性質似杜松油和松樹油。自希臘以降，人們便將之應用在醫藥一途上。希臘醫學之父「希波克拉提斯」（Hippocrates），便懂得如何以絲柏油治療病人。

絲柏油的收斂效果，首冠其他植物之上。尤其是用於止血方面，成效更是顯著。因此它能有效地止咳、化痰、止血。除此之外，婦女生理期不正常或因更年期引起的不適，亦可以

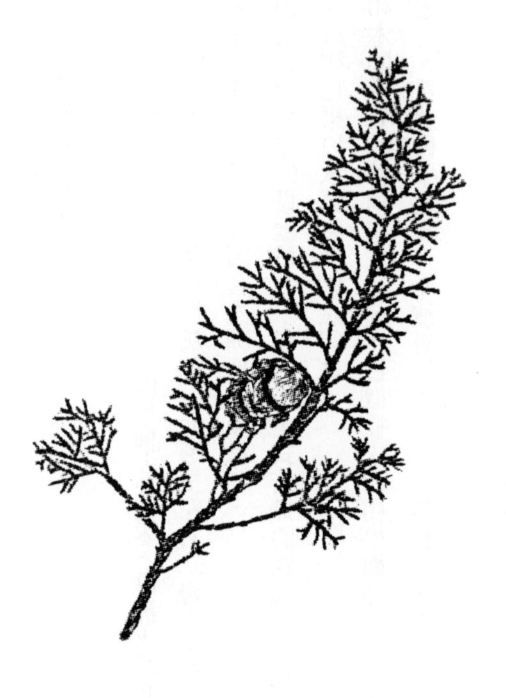

絲　柏

絲柏油調節緩和。有些醫生宣稱絲柏毬果浸入水中煮沸五至十分鐘，該水可以使疤痕、傷口加速癒合。絲柏油外敷於肌膚上，對止血、收縮油性肌膚毛細孔、治癒靜脈曲張症，亦都有顯著的療效。持續性咳嗽及氣喘症發作時，絲柏油亦可發揮其強大的鎮靜痙攣的功能。茲將其特性和功能摘要如下：

- 可充當收斂劑、提神劑。
- 具鎮定痙攣作用。
- 有效阻止各種身體排出物如血、痰等流體。

9.尤加利樹（Eucalyptus）

學名稱為 Eucalyptus Globulus，屬桃金孃科的長年生樹種。其香味濃郁，原產地在澳洲，現在一些亞熱帶地區亦可見栽培。尤加利樹別名樹膠之樹，它的樹身高可達四百八十呎，可謂世上最高的樹種。

其葉色灰藍，狀如一張小盾牌向下呈吊掛方向生長。尤加利樹的花苞，盛開前被似杯子的薄膜緊緊包著；而「尤加利」的原意，便是「緊緊包著」的意思。開花後，則可見一串串粉紅或白色的花點綴在樹枝間，甚富詩意。由於生長在澳洲乾熱的氣候中，尤加利樹的葉子保持水分（精華）的能力亦特別旺盛。

尤加利樹及其樹精油乃於十九世紀，由植物學家穆勒（Baron Ferdinand Von Muller）引進歐洲。澳洲移民拓荒者長久以來，便懂得利用尤加利樹葉來治療感冒、發燒、蛇蛟傷、花粉熱、赤痢及其他肌肉酸痛或病痛。他們的知識來自當地土著毛利人；毛利人懂得尤加利樹對人體具有冷卻的效果，故能治療各種躁熱症狀。

世上有超過三百多個尤加利樹品種；有些樹種能專用於醫藥用途，而其他因化學成分完全不同，故僅能用於製造香水。尤加利樹精質油以蒸餾法得之，其作法是以葉浸水煮沸，樹的精華會隨著蒸氣冷卻後，集中於蒸餾後的水中。

一般人均熟知尤加利樹油，可製成嗽口水、提神劑或供按摩胸部的按摩油；乃因為它兼具刺激、殺菌及化痰的功能。含尤加利樹的殺菌噴劑，可有效地抑止空氣中的細菌生長。它並能減輕呼吸道感染及生殖管道之傳染症狀，其他如皮膚曬傷、濕疹及其他出疹病症，尤加利樹油亦有緩和作用。喉嚨發炎及痰液阻塞呼吸道的情形，尤加利樹油能消炎且幫助清除痰液。若一般人有疲勞、注意力無法集中或是偏頭痛等症狀，尤加利樹油亦得以減緩鎮定情緒。茲將其特性及功能摘要如下：

- 減輕疼痛。
- 緩和緊張疼痛及冷卻的作用。
- 化痰劑，減輕呼吸道感染。
- 清除鼻竇裡阻塞物。
- 殺菌劑。

10. 茴　香（Fennel）

學名稱作 Foeniculum Vulgare‥，耐寒的茴香和其他藥草如蒔蘿、枯茗同為一科。它的原生地多半在歐洲大陸和美國西海岸。不論何種衍生品種的茴香，都具有甜美如蒔蘿般的香味。茴香油中的主要化學成分是茴香腦，它的存在使茴香散發其獨特香氣。茴香高約四～五呎，花呈一成串小黃花狀。

有些古代文明早已懂得運用茴香於醫療用途上。中國人認為茴香能治療蛇蠍咬傷。且中國人和古羅馬人咸認為茴香可以減輕體重；如今科學證明茴香具利尿作用，由此可證明此非道聽塗說的偏方。

然而，羅馬人同時也相信茴香可以為遊客在旅途中帶來力量與好運；此說法則難以用科學實驗證明了。中世紀的人們亦持有類似看法，他們將茴香塞入門縫鑰匙孔中，以杜防惡魔妖氣進入室內。

幾世紀來，歐洲與美洲的藥草專家咸認為茴香可加強視力。乍聽之下似乎不可置信，但它多少具紓解眼睛疲勞的作用。把茴香種子煮沸，其水沖洗眼部可減輕眼睛紅腫及過度疲勞的不舒服感。

作法是待煮過的茴香汁液冷卻後，裝入洗眼杯，不消數分鐘後便能舒緩疼痛。

茴香種子常用來當作香料，製成加味茶，或醃漬肉類及其他食品等等。茴香草的葉子亦可供食用，拌入沙拉尤其可口。其莖和莖（如芹菜狀）亦可食用。法國美食中就有一道名菜，便是以茴香葉烤魚，再佐以大量的牛油。

除了當作食物佐料，茴香尚可增加多種酒品的香味。茴香種子磨成粉狀加入膠中，可助

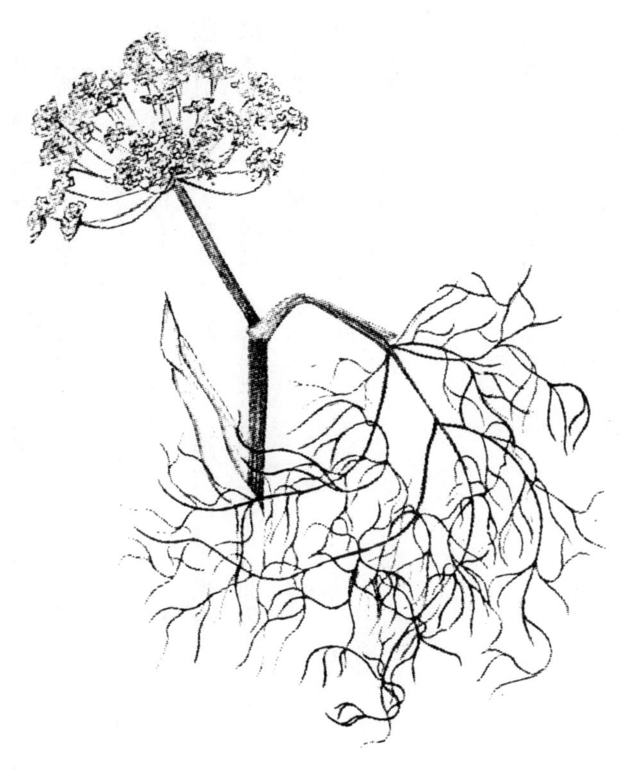

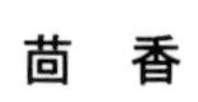

茴　香

其凝固，增強強度。整顆種子食用，則可幫助消化。英國赴美洲的拓荒者便是基於上述因素，將茴香帶入新大陸。一般萃取茴香的精華，乃採自其種子並以蒸餾法得之。

一七七二年，內科醫師米勒（Joseph Miller）證明茴香油能有效地排除身體廢氣至體外。主要原因在於茴香能有效刺激消化系統，促進消化過程。一些常見的腸胃方面症狀如腹絞痛、胃腸脹氣、反胃、嘔吐、消化不良、腸內被寄生蟲寄生、便秘及食慾不振，茴香都可以治療或減緩症狀病痛。最近，茴香中所含的主要成分茴香腦，可以解酒。

茲將茴香的特性和功能摘要如下：

- 治療消化不良與胃腸方面症狀。
- 可以解酒，降低酒精的作用力。
- 具清潔作用。

11. 乳　香（Frankincense）

學名為 Boswellia Thurifera。乳香實際上是產自多種小型非洲及阿拉伯樹種的香味樹脂。這些樹種皆有共同特徵：葉茂盛且開白色及粉紅的花。

採取樹脂的方法如下：深深切割樹皮，將之剝下，流出的乳狀樹脂液經幾個星期之後硬化，便成了樹膠狀的乳香。

古埃及人很早便知道利用乳香製作第一枝香柱。香柱除了祭祀的功能之外，也可做為鎮靜情緒之用，並為病人驅逐不好的惡運病魔。乳香的原文名稱即意味「香柱」的意義。

古羅馬詩人歐維德（Ovid）在他的一篇詩作中曾說，若天神喜愛乳香製成的香柱，人們也應好好珍惜其益處。乳香在古文明社會以物易物的經濟制度下，其珍貴程度不亞於黃金；因其珍貴、稀有，且益處亘多。五千年前，埃及人即已大老遠自阿拉伯進口乳香至埃及本國。埃及人不只將之應用在祭祀上，更發現其美容的功用。當時人們將之製成防止老化的敷面膜，防止皺紋產生。至今，乳香被證實具有收斂、消炎的作用。

一九九二年，考古學家在埃及古墓裡發現一件遺物，一個以方解石製成的石壺裡面尚留有殘餘的乳香。由此，我們可證明：乳香確實具有令人驚訝的持續能力，能歷經千百年而不失其本質。

令人遺憾的是：古文明之後，乳香受重視的程度愈趨減少。它的沒落原因之一或許因它與沒藥常被相提並論。乳香雖具有較香的氣味，其消炎、鎮定的作用卻不及沒藥。然而就心理層面而言，乳香的功效足足勝過沒藥；因為它的特殊芳香能使人瞬間神清氣爽、情緒平靜，減輕心頭的層層焦慮。除此之外，乳香和其他芳香樹脂一樣，可以化痰且緩和內部管道的黏膜作用。

乳香的精華呈透明色，其性安定，故能和其他植物精質油如羅勒、樟樹、胡椒及檀香等混合。茲將其特性及功能摘要如下：

- 化痰。
- 減輕壓力與焦慮。
- 使皮膚恢復活力。
- 促使皮膚及黏膜癒合。

12. 大　蒜（Garlic）

學名稱作 Allium Sativum。大蒜屬百合科球莖植物，其球莖乃由一瓣瓣為「鱗莖」的部分組合而成，芳香療法利用的部份正是在此。無可置疑的，大蒜是古今中外文化一致公認最受歡迎的香料植物。但大多數人都只熟悉其廚房的功能，卻忽略其醫療保健之功能。

當今美國國內廚師及美食專家，推崇大蒜在傳統美洲食物中的崇高地位；但殊不知大蒜早已被其他更古老的文明所應用。這些民族對大蒜特性的熟悉程度，早已超越美國文化對它的瞭解重視。

在古埃及，大蒜是神化的象徵。法老王在建造金字塔時，給建築工人一天一瓣大蒜片咀嚼，以確保他們在執行這項神聖偉大的工程時，能常保健康及工作熱誠。

古羅馬自然學家兼作家庇里尼（Pliny），宣稱大蒜可以治療六十一種疾病。

中世紀及文藝復興時代的人們，常常利用大蒜自製家傳醫療秘方。他們相信在腰際配戴一袋大蒜，可以避凶驅邪，並具殺死病菌的效果。

大蒜的確是個具有神奇療效的植物。它不僅可加強人體免疫系統的功能，尚具有許多營養和醫療益處。它的成分中富含氟、磷、鉀、硫磺及維生素Ａ、Ｃ。

法國醫師兼芳香療法治療師尙法內博士，曾自行設計以下早餐餐點，據稱可增強個人免疫能力。那就是一瓣大蒜切成細末、淋上些許橄欖油後灑在沾有荷蘭芹末的吐司上。尙法內博士認為如此吃法，兼具防止寄生蟲及條蟲在體內寄生；此外，尚可防止傷口、潰瘍處發炎，促進雞眼、腫瘤消腫癒合。若不慎被毒蜂或昆蟲咬傷，可用大蒜油來消腫。

在冬天食用大蒜（不論生食或將之與熟食混合食用），可以增強呼吸道系統免疫能力、防止感冒。最近科學家又發現大蒜另一種神奇功能：降低血壓及膽固醇含量。

由於大蒜具有濃厚且持續長久的獨特氣味，它的刺激及提神作用相當顯著。曾有位知名的藝術家，對滿口大蒜味的觀衆，不但不因此不悅，反而以幽默的口吻說：「我真嫉妒他敢吃大蒜。」大蒜的氣味可以靠另外二種植物：羅勒和荷蘭芹中和。因為它們含有豐富的葉綠素，可有效地中和大蒜的氣味；食用大蒜後再嚼一、二片羅勒或荷蘭芹，蒜味立即消失。

目前市面上也有大蒜精：一種將大蒜精華以膠囊包裝之藥丸。其大蒜成分自百分之三十至一百不等；食用者吃了它之後，不會再有惱人的臭味困擾。不論在何種情況之下，哺育嬰兒的婦女應忌食大蒜，因為其作用及氣味均強，會使嬰兒不適，發生腹絞痛。

大蒜的主要成分是一種揮發性極強的含硫配糖體。茲將大蒜的特性及功能摘要如下：

- 具保健效果。
- 增進免疫能力。

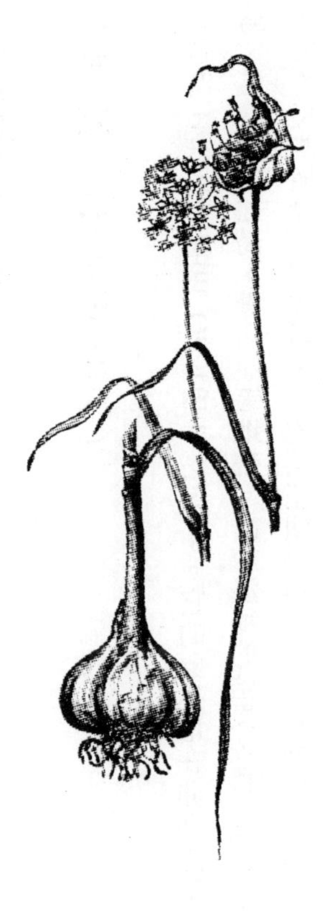

大　蒜

- 殺傷腸內寄生蟲。
- 傷口殺菌、消炎功能。
- 治療感冒。
- 降低膽固醇和血壓。

13.天竺葵（Geranium）

學名為 Pelargonium Odorantissimum。它的原生地在非洲之阿爾及利亞、外海的團聚群島、馬達加斯加島、幾內亞等地帶。由於混種的結果，目前世上天竺葵的品種超過七百餘種。天竺葵的植物形相醒目，它的開花期一年一次，花期很長，足以熬過整個炎熱的夏季。其高度約能長到二至三呎。天竺葵因其常綠特性，是相當受歡迎的盆栽景觀植物。但有時在野外矮樹叢及林林蓊密處，也可見到野生天竺葵的蹤跡。

天竺葵由於品種繁多，且各品種香味互異，故其多樣化的特性好似變色龍。若將各品種採集一片葉子，你可以同時體驗多種香味：自薑、玫瑰至檸檬、草莓、薄荷、樟腦等等。正因為如此，天竺葵很適合拿來製成乾燥花和芳香袋。香味偏水果味的品種，往往用以製成加味茶、果醬以及甜點香料。

天竺葵不僅香味變化多端，其用途亦非常廣泛。古代人民咸信它有幫助骨折癒合及治療癌症的功效。天竺葵乃由歐洲的探險植物學家，自非洲搜集奇花異草的任務中帶回歐洲。維多利亞時代的仕女們，在為每個植物的花編織富想像力的代表性時，便賦予天竺葵花以下的意義：若將檸檬種天竺葵的葉片置在不速之客的住所前，即表示該人含蓄地建議不速之客下回拜訪他人前，最好事先寫信告知，以免造成受訪人的措手不及。

淺綠色幾近透明的天竺葵油，其用途包羅萬象。天竺葵油和水混合後可充當嗽口水，治療嘴角炎、扁桃腺炎以及喉嚨發炎。由此可見其消炎和治療曬、燒傷的功效。除此之外，它還能減輕神經性病痛，可當做溫和的止痛劑使用。

天竺葵的精質製成沐浴油，兼具提神和消除疲勞的功能，因為它如同羅勒和迷迭香一樣，能刺激腎上腺皮質分泌類固醇，使神經系統穩定並減輕壓力。天竺葵精質油中向富含萜烯成分，它是蚊子的天敵。最後，它在皮膚保健的功效，也是不容忽視的。它能清潔、抑止油脂、消炎，並恢復皮膚彈性與活力。

天竺葵精質油的穩定性良好，故能和羅勒油、玫瑰油和柑橘油相混合，玆將其特性與功能摘要如下：

- 治療發炎，特別是嘴角炎。
- 溫和的止痛效果。
- 減輕壓力並使神經系統穩定。
- 清潔皮膚、降低受感染機率。

14. 牛膝草（Hyssop）

學名為 Hyssopus Officinalis。原生地位於南歐，其外形如矮小灌木叢，為一長年生植物；葉狀如針，花呈藍色。它常長在岩石縫中，通常為人跡罕至之處。在第一本有關植物的著作中，作者威廉特納（William Turner）這樣形容牛膝草：「它那隱約的香氣飄盪在空氣中，似乎耳邊的風都被驅逐盡，只剩它的香味充滿身旁。」

牛膝草的價值，自古以來斷斷續續地為世上各民族珍視。其名最初源自希伯來文化，希

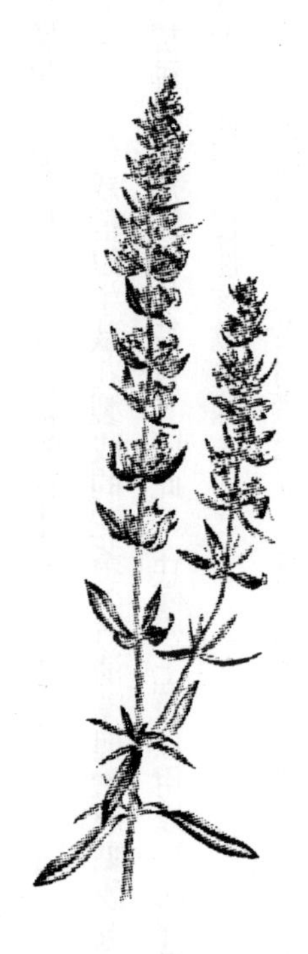

牛膝草

伯來人視之為一聖草。

希臘醫學之父希波克拉提斯用牛膝草來治療肋膜炎。英國人首開創以人工方式培育它，早期移民拓荒者把牛膝草傳入美洲新大陸，並將之製成花茶和具治療效果的香煙。

牛膝草的精質油呈淡黃色，因其量少且不易提煉，故非常昂貴；常用於製造高級香水和酒類。著名的草本提神劑「大夏楚司」（Grand Chartreuse）主要的成分之一便是它。牛膝草精質油性質易揮發，故清潔及提神的功能非常顯著。

數世紀以來，人們咸信以牛膝花製成的花茶，有清潔與治療黏膜炎的功效。因其性質具清痰、抗菌、提神及安定痙攣的特質，因此，在醫學上可以用以調節呼吸道正常運作，緩和呼吸困難的情形，並治療慢性咳嗽症狀。

牛膝草中含有酮的成分，故若用量過多，會引起病人癲癇；在使用時劑量一定要適中。它可算是衆多植物中，唯一具如此強烈負面作用的種類。正因其性質稍強烈，孕婦應忌用牛膝草油。茲將其性質與功能摘要如下：

- 刺激並清潔呼吸系統。
- 具抗菌、提神、安定等作用。

・孕婦應避免使用它。

15. 茉　莉（Jasmine）

學名為 Jasminum Officinale。它的外形如優雅生長的矮小樹叢，屬木犀科植物。其高度通常長到四至八呎。在較溫暖的氣候帶。茉莉屬長年生植物；葉色自淺綠至深綠色分佈。茉莉最引人注意的特徵，便是它生長的黃、白或淡紅色花的濃郁香氣；可謂世上香氣最顯著且清香的花了。因此茉莉備受世界各地民族的喜愛。

無論在埃及、中國、阿爾及利亞、法國、義大利、摩洛哥、土耳其、美國，都可見到它的蹤跡。其中以法國最擅長製造珍貴的茉莉花香精油；中國人則喜好以茉莉花製成花茶。

茉莉的原名源自阿拉伯文字，原意為「國王」；可見其「花中之王」的地位。雖然它的醫療功能不像其他植物般顯著，許多人卻為其香氣著迷。

茉莉精華的功效之一是：安定心神並減輕沮喪感，因此，它可有效地治療心理病症，例如慢性倦怠症和憂鬱症。病人在聞了茉莉花香味後，會產生幸福安樂的感覺，重新對自己建

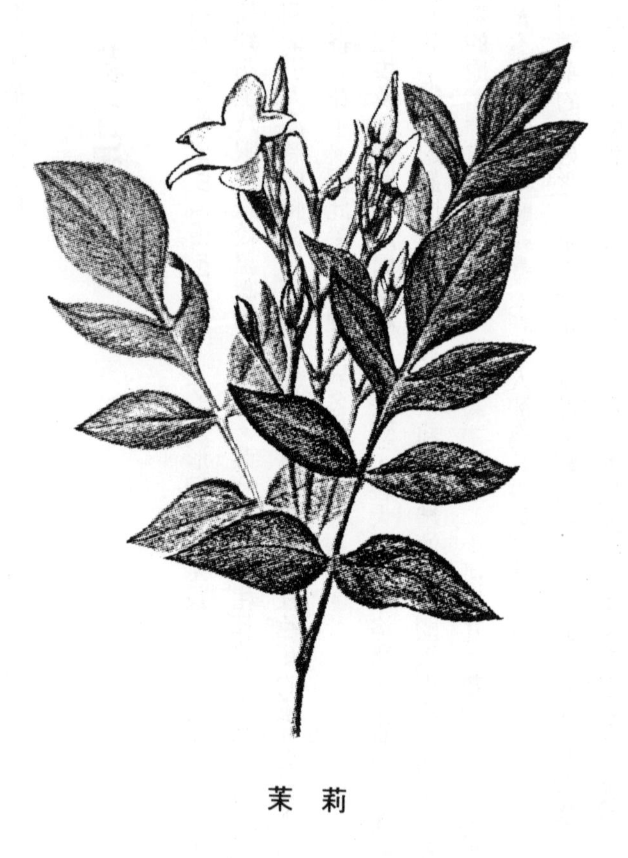

茉 莉

立信心與希望。其帶來廣泛的溫暖感覺，正可以安定神經緊張及衰弱的病人。

茉莉花和玫瑰花的精華，對婦女的生殖功能均具療效。舉凡生理期中常見的疼痛、背痛等，茉莉花精華可減輕痛楚；另外它尚可促進產後乳汁分泌。此外，因為茉莉花香氣令人聞後倍感愉悅、輕鬆，可以引起兩性之性慾；故用以治療性冷感或陽痿症狀，甚為有效。按摩時若加上茉莉花香油，減輕疲勞的功效將更顯著。

茉莉花精質油的萃取困難度極高，且因其量少，故常用來製造昂貴高級的香水。此外，少量地用它，可使曝曬過後的乾熱肌膚，減輕紅熱癢痛的程度；也可以治療過於乾燥的頭皮。總之，茉莉花香精油的最大特色與功能，便在於其甜美、迷人、馥郁的香味。茲將茉莉的特性及功能摘要如下：

- 具安定效果。
- 減輕沮喪感，使產生幸福感。
- 治療性冷感、陽痿。
- 加強皮膚的保濕功能。

16. 杜　松（Juniper）

學名稱做 Juniperus Communis。它是木本、常年生植物，原生地在中、南歐以及瑞典、加拿大和北美其他地區。在陽光充足的地區，它長得特別茂盛。

杜松屬針葉樹木的一種，其葉的顏色呈深綠至深藍色分佈不等；有些品種的杜松甚至會長出壯大色彩豔麗的果實。

羅馬帝國的卡圖大帝，是第一位發現並撰著杜松之醫療功效的人。在他之前，在世上另一端東方的西藏，已有人將之製成香柱，用於祭祀典禮中。新約聖經中曾述及聖母瑪莉亞攜聖嬰逃亡時，曾用杜松樹枝作為掩護，以逃過希洛王的追捕。

中世紀的藥草植物學家，認為杜松可驅邪避凶；且在瘟疫病肆虐整個歐洲時，杜松的殺菌作用適可用來滅除空氣中的毒素細菌。直到最近，在法國和南斯拉夫偏遠醫院，仍保持燃燒杜松樹枝以消毒病房的習慣。

杜松油萃取自長成的樹幹；它可用來治療皮膚病症及牙痛。杜松子油則係萃取自其深色

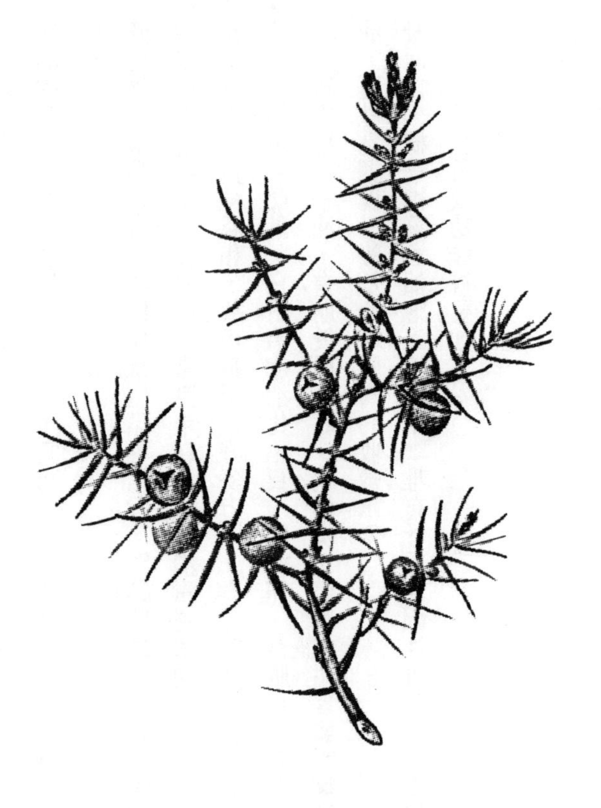

杜　松

的果實中，它較取自樹幹的精質油，更具治療功能。杜松子油呈淡黃綠色，其味香郁，有點類似松節油的香味。若將之用於沐浴時，它可立即減輕疲勞，提神醒腦；其功效不亞於松樹油和絲柏油。

以植物學的觀點來看，杜松和絲柏品種相近。雖其收斂、緩和痙攣的功能，不及絲柏；然利尿效果卻勝過絲柏。杜松油最常應用在清除、消毒泌尿道感染。

杜松精華由於質純溫和，故可應用在許多方面上。一般而言，杜松的果實（俗稱杜松子）具清潔、淨化作用。此外，它對治療消化不良、腹絞痛、胃脹氣、食慾不振等症狀，亦非常有效。沐浴時用杜松子油，有助於風濕症、關節炎、痛風或生理痛等疼痛減輕。以水稀釋後的杜松油，可做為調理一般及油性肌膚的收斂水。

一般而言，植物精質油都應適量使用；唯有杜松油因性質溫和，即使過量亦不會引起負面作用。茲將其性質及功能摘要如下：

- 具抗菌、提神作用。
- 利尿。
- 治療泌尿道感染。

- 促進消化、增強食慾。
- 減輕風濕、關節炎疼痛。
- 清潔皮膚。

17.薰衣草（Lavender）

學名稱為Lavandula Officinalis；屬唇形科植物，開花狀呈穗形，味香甜、呈淡紫色。原生地散佈在歐洲大陸各山區。人們種植薰衣草的目的，主要是為了以蒸餾法取得薰衣草香精油。該精質油有「宇宙之油」的美稱，因其用途廣泛，在世界各地均具經濟價值。世界主要的產地，包括英格蘭、法國、南斯拉夫、塔斯瑪尼亞和保加利亞；其中以法國品種歷史最悠久，最負盛名。

數世紀以來，薰衣草油潔淨清暢的香氣，一直是減輕壓力緊張造成的頭疼之最佳良方。十七世紀英國藥草學家高坡培（Nicholas Culpeper）甚至宣稱它可治療腦部疾病。古羅馬人嗜以薰衣草油為沐浴用油；薰衣草英文原名即源自拉丁文，意謂「洗滌」之意。

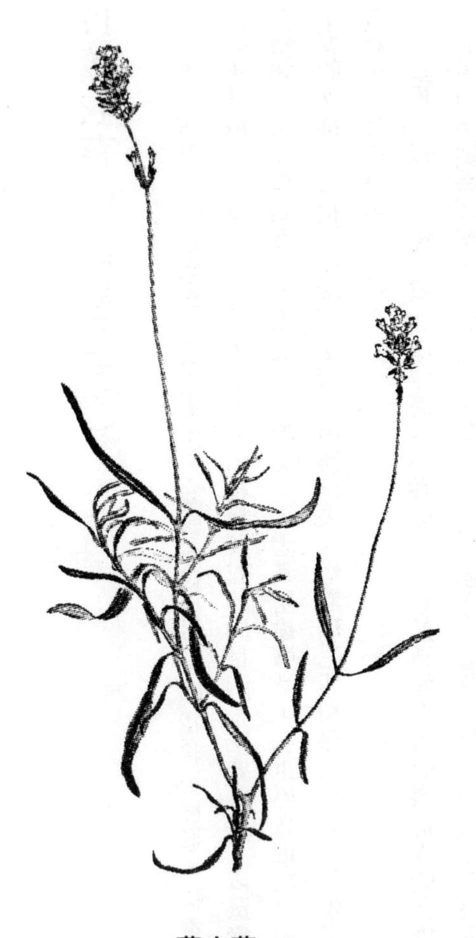

薰衣草

薰衣草的香氣獨特，兼具花香與清爽草香；故最常用來製作香袋、乾燥花以及各類香水露。在法國南部普羅旺斯一帶，薰衣草象徵神秘傳奇。乾燥的薰衣草花可用來保持家用床單棉被清潔被清潔，防止蛀蟲侵蛀。

芳香療法治療師和藥草學家公推薰衣草是用途最廣的植物。一九三八年，加得佛斯發表的一篇文章指出，薰衣草精質油尚具有治療壞疽、臉部潰瘍、黑寡婦毒蜘蛛咬傷等神奇功能。科學實驗也已證實它可殺死數種桿狀細菌，包括惡名昭彰的肺結核桿菌。若遭毒蛇咬傷，薰衣草精質油有解毒效能，並因其氣味之故，另可充當殺蟲劑。

應用在心臟方面，它可加強心臟功能並能降血壓。當腦脊髓活動過於旺盛有中風之虞時，薰衣草精質油可緩和其活動；神經緊張、沮喪、歇斯底里、偏頭痛、失眠以及間歇性麻痺時，它亦能暫緩這些症狀繼續惡化。現代人常情緒不穩或被精神衰竭所困擾，此時薰衣草安定情緒的功能，適足派上用場。

此外，因情緒緊張和壓力所引起的呼吸、消化系統的不適，薰衣草亦具安定、止痛、助其恢復正常功能的效用。

在美容方面的應用，薰衣草油除了可製作香水，也可用來製成皮膚保養用品。皮膚經稀釋的薰衣草油擦拭後，可恢復彈性、消除疤痕、青春痘和濕疹等。

茲將薰衣草的特性及功能摘要如下：

- 減輕頭痛。
- 鬆弛神經緊張及壓力。
- 降低血壓。
- 驅蟲作用。
- 殺菌並提神加強活力。

18. 檸　檬（Lemon）

學名稱作 Citrus Limonum。它屬於芸香科植物，長於亞熱帶氣候，狀小多刺，且為常年生樹木。植物學家咸信它的原生地在印度。現在在南歐地區如西班牙、葡萄牙，是其主要分佈地帶。檸檬本身富含維生素C，其果實和精質油都兼具數種美容和醫療等效用。

在盛產柑橘的西班牙，檸檬的地位不因此而稍減；其精華被西班牙人有系統地用來醫治

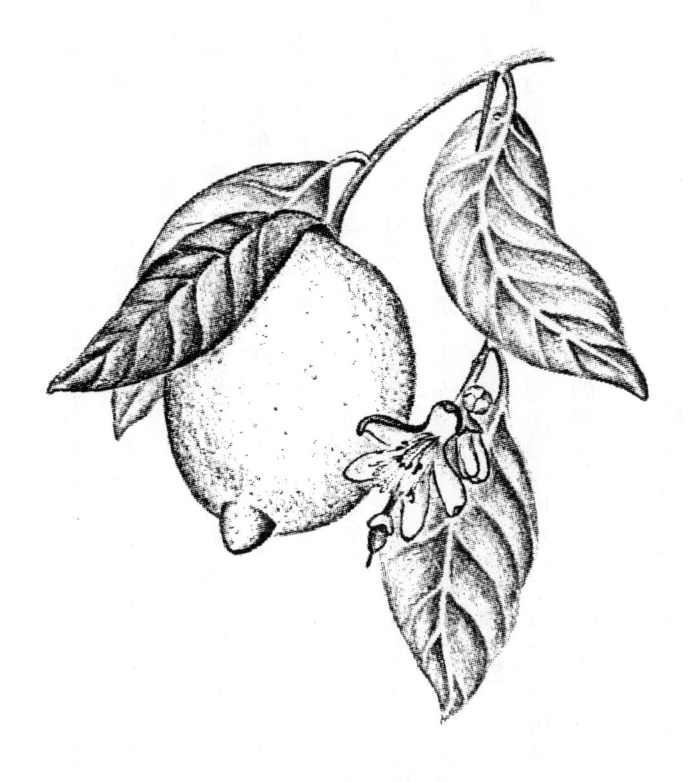

檸　檬

各種疾病。檸檬的精華萃取自果皮；通常未成熟的果實較成熟果實的果皮，含有更多的精華。一般人嗜飲的檸檬汁，取得方法很簡單；只消將成熟的果實浸泡在熱水中五分鐘，再行擠壓，便可得量多味醇之檸檬原汁。

地中海地區的國家，大量使用檸檬於烹飪菜譜中，其原因不只在於其美味。檸檬汁可充當殺菌汁液和防腐劑。因古代農村生活落後困苦，缺乏冷凍的工具。故促使發現檸檬的保鮮效用。在許多狀況下，欲消毒不淨之水或肉類，檸檬原汁是最佳選擇。

檸檬除了在保健、飲食上之效用，尚可應用在生活中其他方面。半個檸檬和著岩鹽，可去除銅製品上的污點與生鏽處；一小片檸檬切片浸泡在溫水中，可用來擦亮銀器。白色床單若不慎沾上鏽斑，僅需在整燙時噴上少許檸檬汁，便可恢復潔白。手沾染上墨汁，亦可以檸檬汁沖洗掉污點。風乾後的檸檬擺在衣櫃中，可以防止蛀蟲蛀蝕。

腐壞不能食用的檸檬，只要擺在花園中適當的位置，也能驅散螞蟻在此叢生。

不僅是芳香療法治療師能發揮檸檬的醫療效用，一般無經驗的人也可以檸檬汁自行治療一些病症。

例如，每日滴數滴檸檬汁入鼻孔，可減輕感冒帶來的頭痛和鼻塞現象。若流鼻血時，只需以棉花片沾滿檸檬汁後摀住鼻子，便可止血。刮傷或切傷時，抹上檸檬汁，除了有殺菌功能，亦可促進結疤。用檸檬汁泡溫水漱口，可減輕扁桃腺炎、喉嚨痛等不適症狀。偏頭痛時，只消以檸檬汁按摩前額，便可減輕痛楚。以檸檬汁按摩皮膚，可有效防止凍傷及凍瘡的發生。新生兒若發現眼瞼發炎或結膜炎，滴入數滴檸檬汁至新生兒眼中，便能發揮療效；若耳朵發生中耳炎，擰檬汁亦能發揮消炎的功能。

檸檬汁同時也是最佳美容用品。檸檬皮混以醋塗敷於皮膚上，可使毒瘡消去。易碎的指甲可以藉檸檬汁軟化，使其不再堅硬脆弱。它同時也是油性肌膚者的最佳收斂水，甚至據聞還可以消除小皺紋。將檸檬汁、甘油及古龍水三者混合，便成了軟化手部肌膚的保養品；若腳部酸痛，亦可用它來按摩腳部。蚊蟲咬傷時，檸檬汁可消毒傷口、避免發炎。

最後，檸檬汁的漂白功效亦不可忽視；故牙齒若出現黃斑或臉部出現斑點，均可以檸檬汁清洗中和之。

一般人均知悉檸檬屬酸性物質，但令人驚訝的是：它也可以當做鹼性媒介，中和胃酸。當個人容易分泌過多胃酸時，可在食物中滴數滴檸檬汁，便可中和胃酸，減除胃部不適感。

茲將檸檬的特性和功能摘要如下：

- 減輕感冒性頭痛、鼻塞。
- 具抗菌、收斂、提神作用。
- 促使傷口癒合。
- 促進消化系統正常運作。

19.馬郁蘭（Marjoram）

學名為 Origanum Marjorana。原產地在地中海沿岸地區以及匈牙利、南斯拉夫和伊朗一帶。它的開花季節在夏季，花的顏色包括粉紅和白色。雖然其品種屬唇形科，然其葉的氣味卻似另一種薄荷之味。馬郁蘭因其氣味帶有強烈而不失溫厚的甜味，故自古以來是很普遍的食用藥草。

馬郁蘭除了佐料肉類、蔬菜和湯汁的功能，其神奇特殊的醫療效果，亦廣為各民族所珍視。古希臘人認為它可治療水腫、痲醉性中毒以及痙攣。他們也將馬郁蘭應用到香水、沐浴油等美容用品之製作上。

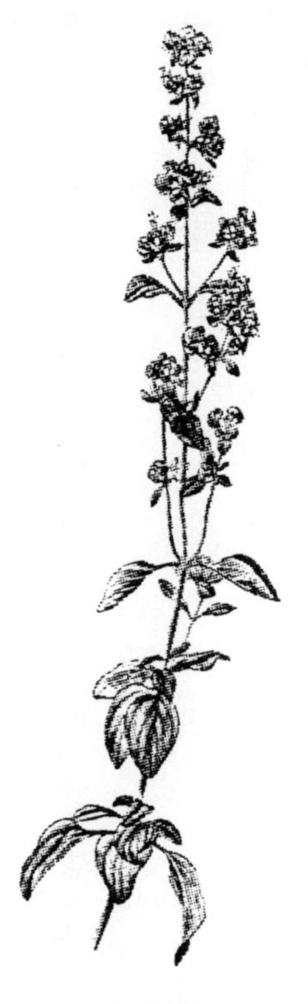

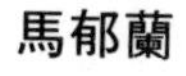

馬郁蘭

馬郁蘭的主要功能是鎮靜、安定的作用；因此，可有效地治療失眠症、偏頭痛、焦慮症狀、情緒不穩、消化性和呼吸性痙攣、高血壓。以馬郁蘭萃取的精質油來按摩，可以消除肌肉酸痛、風濕和扭傷。它並且對人體的交感神經系統具溫和鎮定效果、使血管擴張。因為它紓解張力和擴大的效能顯著，許多職業歌手或歌唱家都喜以蜂蜜淋拌馬郁蘭食用，藉以保護其最珍貴的部位：聲帶。

馬郁蘭油可與佛手柑油和薰衣草油混合使用，而不會變質。茲將其特性和功能摘要如下：

- 具鎮定及緩和痙攣之效果。
- 平撫情緒不穩。
- 治療失眠症、偏頭痛和焦慮。
- 消除肌肉酸痛。
- 降血壓。
- 緩和消化和呼吸系統痙攣。

20. 沒藥（Myrrh）

學名為 Commiphora Myrrh。沒藥屬樹脂類的一種，其味濃但嚐起來略帶苦味。沒藥灌木叢原生地長於阿拉伯和東非的沙漠地帶。其樹枝的特色是堅硬而多節；每當樹幹遭切片或砍伐，內部的樹脂（也就是沒藥精華）便流出來。最初流出的汁液呈淡黃色，乾竭硬化後便呈略紅的棕色。

沒藥的味道似濃味、不具太多香味，往往予人異國情調的刺激感。

沒藥和乳香是古代最普遍的精質油，它們被應用在製造香柱、香水和其他美容保健用品的歷史，均已超過三千年以上。古希臘人在戰場受傷時，慣以沒藥來敷在傷口上，可減少感染發炎。古埃及人則習慣在正午時分，燃燒沒藥草製成的香柱來朝拜太陽神。他們在製作木乃伊過程中，亦有用到沒藥草作為防腐劑；也正因其保存效果良好，埃及人也將沒藥草應用到化妝品一途。

古書中曾記載用沒藥製成的臉部敷劑，當時的時代居然可遠溯至西元前一五八〇年。

沒藥的醫療效果，主要以殺菌和消炎為主。敷在傷口上，可刺激癒合，尤其對久傷不癒的傷口和胃潰瘍，更為有效。以半匙沒藥、些許極辣的胡椒粉混合三盎司的水所製成的漱口水，可治療口腔發炎並清除口臭。由於沒藥具有清喉化痰的效果，它也可以治療咳嗽、支氣管炎，並清除喉道黏膜生成物。此外，它能幫助消化，刺激胃液分泌，胃脹氣便得以消除。

茲將其功能及特性摘要如下：

- 具防腐、保鮮效果。
- 具殺菌、消炎作用。
- 清喉兼化痰。
- 清除喉道黏膜生成物。
- 刺激消化系統運作。
- 使傷口癒合。

21. 洋　蔥（Onion）

學名稱為 Allium Cepa。它和大蒜一樣，均屬百合科植物。我們一般食用的洋蔥是該植物的球莖部份，其味刺鼻且強烈。洋蔥因此特性，故較不常萃取其精華，而是直接食用整棵洋蔥。洋蔥散發著明顯略帶甜的香氣，它同時也具醫療效能。

西元一世紀時的一位希臘醫師戴奧斯克瑞底斯（Dioscorides），發現洋蔥可預防傳染病、提神、利尿。現代的科學已成功地分析出洋蔥的化學成分—包括鐵、硫、矽、鉀、鹽、碘、磷酸和硝酸鹽，足以證實老祖先發現的醫療效果為真。

一九七〇年代，前蘇聯醫學院藥學系有位教授，完成一項進行十年的洋蔥研究報告。他發現洋蔥富含維生素B和C、胡蘿蔔素，且具殺菌、助消化、強心等功能。

一般人都熟悉洋蔥食用的營養價值，然其醫療功能及價值，亦不容忽視。

洋蔥曾被用來治療體力和心力疲勞、體液留滯、肥胖症、結石、糖尿病、生殖泌尿道感染、呼吸性疾病、內分泌失調、性無能，以及腸胃寄生蟲病。至於洋蔥的外敷效用，可治蚊蟲

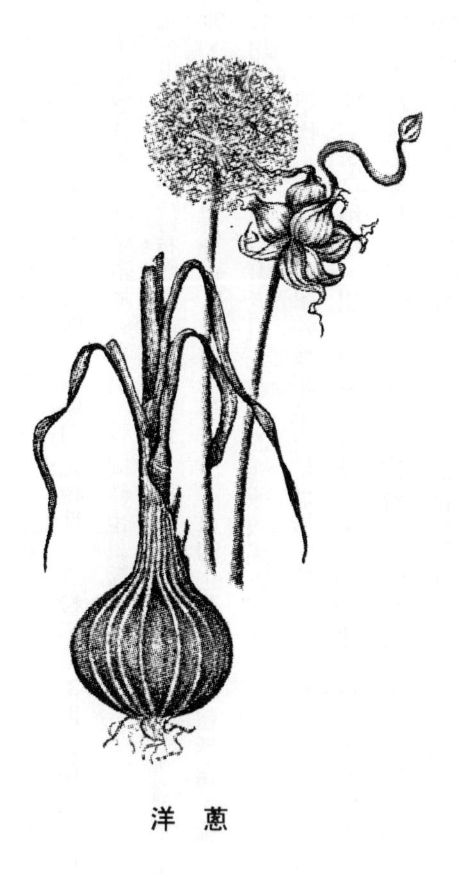

洋 蔥

咬傷及毒蜂螫刺。將洋蔥切片後置於室內，可發揮驅蚊效果。洋蔥湯據傳可治療胃脹氣、消化不良，以及宿醉不醒。洋蔥富含葡萄糖原質，故非常適合糖尿病人食用。

自然醫療主義者紀錄下數種以洋蔥保健的簡單方法。偏頭痛時，可將生洋蔥片敷於額頭；若尿液排不出體外，亦可將洋蔥敷於小腹之上，事實證明此舉可促使尿液順利排出。

洋蔥的汁液敷在凍裂的嘴唇及長凍瘡的皮膚上，具治療療效。洋蔥內每層環狀間的薄膜，具有傷口殺菌消炎的作用。洋蔥切塊置於水中煮沸，可治療腹瀉。最後，洋蔥的特殊氣味尚可緩和神經緊張，避免歇斯底里症發生。

茲將其特性及功能摘要如下：

- 殺菌並預防感染。
- 具利尿作用。
- 減除身心疲憊。
- 蚊蟲咬傷傷口殺菌治療。
- 平衡內分泌系統。
- 治療消化性疾病。

22. 橙　花（Orange Blossom）

學名為 Citrus Aurantium。常用來萃取橙花油的樹種，是一般所稱的苦橙樹或塞維爾橙樹。其原產地在中國，但現在則以地中海一帶、加州、墨西哥、南美洲以及印度洋沿海一帶等地區為主要分佈區。

柳橙樹如何自東方傳入西方世界，至今已不可考了。但一般咸信是葡萄牙籍海外探險家，自東印度帶回橙樹的品種。柳橙樹立即受到宮廷人士的喜愛；而且在宮中花園普遍種植柳橙樹。

柳橙精華萃取自橙花，以蒸餾法將精質油分解出來。其色呈淡黃色，味雖苦，但香氣濃郁香甜。橙花油可和其他種植物精質油混合，而不會變質；例如薰衣草油、迷迭香油、檸檬油、佛手柑油。它們是做為香精和古龍水的基調香味的主要選擇。

橙花的主要作用是鎮定，甚至具催眠效果；故用來治療失眠症、焦慮憂鬱症、神經緊張以及其相關引起的疾病。橙花油亦可減緩心跳過快，並中和驚嚇帶來的緊張感。

橙花油另一種用途是天然的除臭劑。因其性質極其溫和，故可直接敷抹於皮膚上。沐浴時使用橙花油，會帶來意想不到的身心紓解鬆弛的效果；當然啦！它的清潔、滋潤皮膚的作用也是値得一提的。如前所述橙花油的質地溫和，故嬰兒也可使用此油，尤其是被病痛纏身時或哭鬧不停時，橙花油可做為安撫鎮定物。

茲將橙花油的特性及功能摘要如下：

- 平撫敏感性肌膚。
- 鬆弛緊張和壓力引起的疾病。
- 具鎮定作用。
- 為一天然的除臭劑。

23.印度薄荷（Patchouli）

學名爲 Pogostemon Patchouli。爲一原生於東印度的薄荷，高約三至四呎。印度薄荷樹葉形呈蛋狀，面積頗大；薄荷花則呈淡紫色。該精質油則是深棕色，味道狂野中帶異國情調，係萃取自樹葉部分。它和他種植物精質油與衆不同的地方是，其特性就像土老的葡萄美酒，愈陳愈香。在芳香療法的治療師眼中，印度薄荷有多種不同的譬喻，例如古老的衣物、老舊的閣樓，甚至是強壯的山羊。不論是哪一種東西，其吸引人的濃郁香味，令大衆無法抵抗；而該精質油亦廣泛應用在香皂、香水的製作中。然而，大家似乎也不敢輕嚐其苦且澀口的味道。

印度薄荷樹於十九世紀末傳入英國，最初的用途旨在以其獨特的香氣吸引顧客來購買產自印度的商品。該薄荷在印度的用途，主要為香袋、乾燥香花及衣物芳香劑。將之灑於衣物上，可防止蛀蟲咬蝕。印度產的墨水，也融合了薄荷和樟腦油，故散發出與衆不同的獨特香味。

印度薄荷最有趣的特色是其雙重特性。少量地使用它，可發揮刺激提神作用；大量使用，又可以發揮鎮定作用，使人喪失胃口和睡意。此雙重特性使印度薄荷成為最特殊且最有效的春藥。除此之外，印度薄荷油可充當溫和的收斂劑；但需遇到極端鬆垮的情況，它始可發揮收斂的功能。

人體若分泌或排出過多的汁液，如油脂、黏膜、經血等，或發生脫水、腹瀉現象，印度薄荷油可適當地止住；但它不會影響人體正常分泌及排泄。正因它對生理現象有此收抑功能，人們推論它對心理上也具同樣功能。據說精神不濟、注意力無法集中時，印度薄荷油可以幫助恢復清明的思路，並平撫焦慮的心情。茲將其特性及功能摘要如下：

- 少量使用，可做為刺激物。
- 大量使用具鎮靜效果。
- 為一溫和的收斂劑。
- 抑止體內分泌過多體液。
- 增進注意力集中的能力。

24. 薄　荷（Peppermint）

學名稱為 Mentha Piperita。世上的薄荷屬植物有許多種；它們幾乎可在任何地區生長蔓延。而它唯一的問題便是難以控制茂盛的生命力。本單位介紹的薄荷主要生長在美洲、英格蘭、義大利、法國等地區。薄荷旺盛的適應力和生長力，對不勤於照顧園藝的人來說，是最佳栽培植物。

薄荷的原名源得自希臘神話。曼西（Menthe）本為一小仙女，地獄之王海底斯（Hades）見到她便被深深地吸引住。地獄之后波塞風妮（Persephone）知道海底斯對曼西迷戀，便著手報仇。她追逐曼西並用陷阱將她陷在地上；後來海底斯同情曼西的不幸遭遇，將她變成四處可生長的植物，也就是薄荷。

古代人們早已發現薄荷的價值。埃及的法利賽人，以一包包的薄荷、枯茗和洋茴香代替繳田賦稅。古羅馬人非常愛用薄荷，他們後來將薄荷傳入英格蘭。羅馬人和希臘人喜在節慶日時，配戴以薄荷編織成的花圈。

在中世紀修道院的花園裡，記載其特性與用處。在美洲大陸，西方移民遷入之前，薄荷即已野生在那兒；自從拓荒者遷入後，美洲薄荷的品種更是多量繁殖。美洲土著印第安人，知道利用薄荷葉子治療肺炎。今天，在德州某些人家家門前擺上一瓶薄荷葉，象徵歡迎客人光臨之意。而在中東地區，遠遊旅人或來自遠方之客人，通常會被奉上一杯熱薄荷茶，以示對其旅途勞頓奔波的一種慰藉。

薄荷的用途很多。薄荷油和新鮮或乾燥的薄荷葉，都可以做為烹飪用料。人們在製造牙

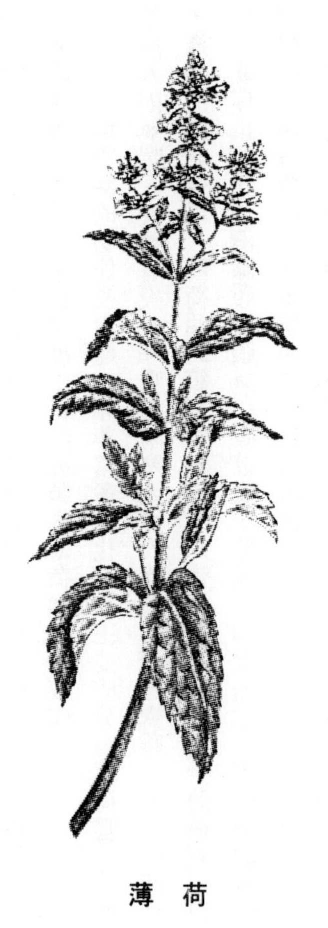

薄　荷

膏、藥物和漱口水時，也喜好加上一點點薄荷的涼味。芳香療法則偏重薄荷油和葉子二者之功能。

薄荷精華取擷自薄荷葉和花蕊，萃取方法通常採蒸餾法。薄荷油呈透明色，味清新濃郁，對每一個人都具提神醒腦的功能。然而它嚐起來的滋味卻是苦中帶甜且微酸。目前世上薄荷油的產量，大部分來自美洲；但歐洲製的薄荷油品質較勝一籌。

薄荷精質油的功能及用途，亦非常多樣化。其主要成分為薄荷腦，具廣泛的醫療效果。當病人因氣喘、支氣管炎、呼吸道阻塞或發炎而有不適感覺時，吸一口薄荷可暫減緩不適感，達到清暢的效果。薄荷油的鎮定痙攣效果，也可以治療腹瀉。薄荷茶可以抒緩胃部失調運作，使停止嘔吐、消除腹胃脹氣和腹絞痛，並減輕因坐船、坐車帶來的暈眩感。西方人飯後習慣吃一顆薄荷糖，其用途便在於幫助消化。

薄荷精質油對神經系統的鎮定作用，比一般阿斯匹靈藥丸更安全。若有偏頭痛、牙痛、發燒或一般性肌肉酸痛，可在皮膚上塗抹薄荷油減輕疼痛的感覺。因其提神效果佳，故有些人熬夜時會喝一些薄荷茶，作為咖啡因的替代品。除此之外，薄荷油也可以用來治療膽結石、貧血症及婦女經期不順症狀。

薄荷油對一些皮膚病症狀，也具有治療效果；例如，疥癬和帶狀疱疹。皮膚發癢、發炎、紅腫等症狀，也可抹薄荷油減輕程度。然而必須注意的是，要適量使用，否則會使症狀加重惡化。薄荷油一方面具清涼作用，另一方面亦具溫熱效果；故可改善蒼白無血色的臉色，或是當臉部過熱時收斂毛細孔和微血管。日曬後的疼痛昏睡感覺，可藉著薄荷油來降低體溫，減除疼痛或昏沈欲睡之意。

出外露營時在帳蓬上滴數滴薄荷油，尚可達到驅除蚊蟲之功效；就算事前疏忽了此防範措施，一旦不慎被咬到時，仍可用薄荷油減輕傷口的癢痛。

茲將其功能和特性摘要如下：

- 具鎮定痙攣和殺菌的作用。
- 治療皮膚病、減輕酸痛。
- 具清痰、幫助消化功能。
- 咖啡因的替代品。

25. 松　樹（Pine）

學名為Pinus Sylestris。這樹種又名蘇格蘭松樹，為常年生木本針葉樹，特色是會結毬果。其生長地以寒、溫帶氣候區為主，分佈在俄羅斯、歐洲、北歐及北美地區。

一五三四年，買克卡地亞（Jacques Cartier）從美洲印第安人學到松樹的醫療用途；自松葉萃取的精華可治療壞血症，此病乃肇因於缺乏維生素C。松樹具多元化價值，例如，松木和松脂，可提煉松節油和焦油。人類至今雖然尚未完全發現其效用，而發現之功能已足夠人類應用了，尤其是醫療效能。

芳香療法中，利用松樹的部分包括松枝、松樹脂，以及松油。松油的萃取方式乃將松葉置於水中煮沸，蒸氣經冷卻後便可取得。松樹的精華則具有一股清新的木質原味香氣。

病人服用松油，可有效促使呼吸系統、排泄系統和肝功能的抑菌消毒作用。因此，常見的呼吸道病症均可以松油消炎消毒。例如，支氣管炎、肺炎、氣喘及膽結石。松樹精華也會刺激腎上腺皮質分泌多種類固醇，減低軟弱無力症狀。松芽和松精若於沐浴時使用，可發揮

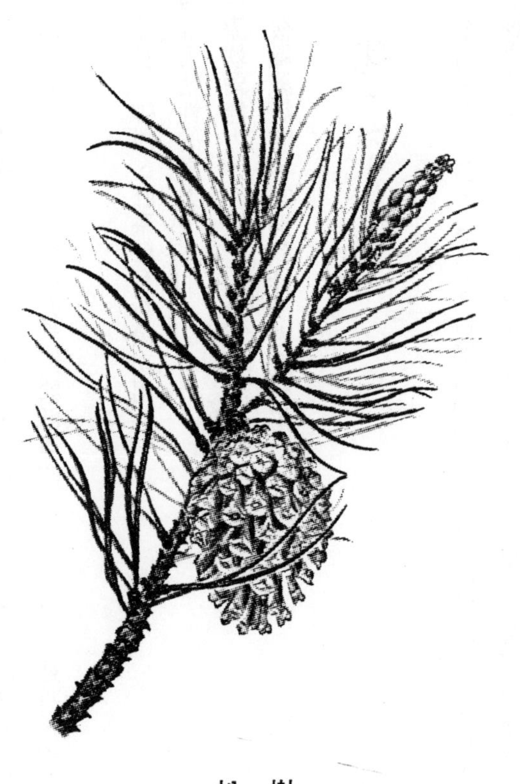

松　樹

皮膚變紅的功能，減輕患有風濕、痛風病人的苦處。同時也能抑制過度出汗。

松油若置於散味罐子經人用力吸入時，可帶給人們心靈上溫暖的、提神的、舒舒服服的感覺。松油在治療過程中，也可充當情緒低落的溫和萬靈丹。茲將松樹的特性和功能摘要如下：

- 對呼吸、排泄、肝系統有殺菌功用。
- 減輕情緒性的壓力。
- 治療軟弱無力。
- 紓緩風濕病痛，並抑制汗液過度分泌。

26. 玫　瑰（Rose）

玫瑰學名 Rosa Centifolia。科屬植物包含了近二千種品種，包括木本生、草本生及灌木生等品種之玫瑰。因其適應環境的能力頗強，故在世上各地均能生長；然而最適合它的氣候，仍以溫帶為主。科學家根據在北美洲採集到的化石樣本，推測玫瑰可能於三千二百萬年

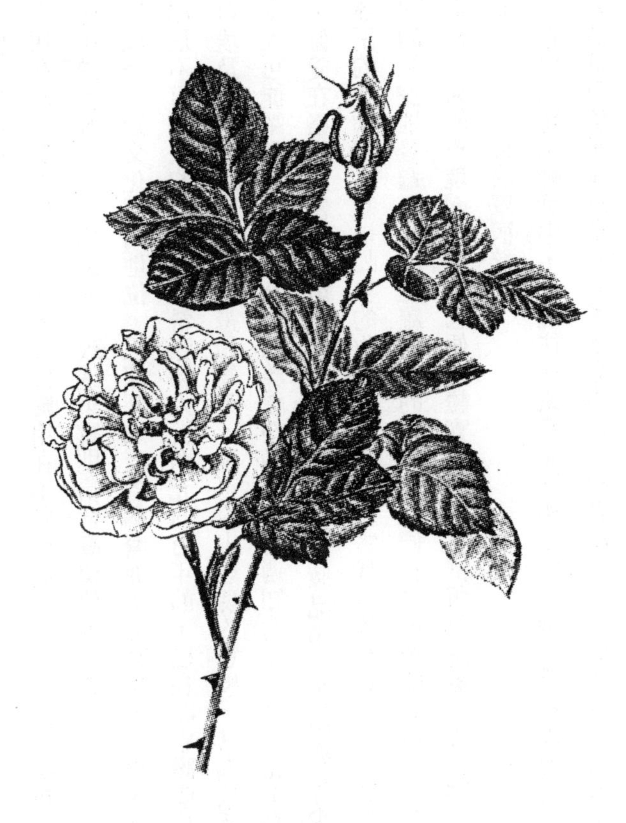

玫　瑰

前，即已生長在地球上。

人類在過去數百年中，亦將玫瑰應用在不同用途上；且經人工培育出許多新品種。玫瑰油精使用於香水、香皂的製造。玫瑰果實則富含高單位維生素C。

玫瑰在人類文化裡的地位，已深深遍及各個層面；從藝術、文學、醫學、美容，到園藝，它都是不可或缺的要角。古希臘詩人於西元六百年前，已在詩中讚嘆玫瑰的美麗。

自埃及金字塔遺留下的壁畫和建築，也可看出玫瑰的意象，常為埃及人所運用，由此顯示埃及人可能認為玫瑰最適合作為葬禮祭品。衆所週知的埃及豔后克里歐帕特拉（Cleopatra），偏愛在祭祀典禮中使用玫瑰；尤其在衆多化妝品中，玫瑰亦是不可或缺的原料之一。米達王的花園裡，栽培頗多的玫瑰，足以成為古代世界奇觀之一。然而論及四處種植玫瑰而使它的生長地普遍者，則是羅馬人的功勞。他們在擴征帝國疆域時，所到之處必種玫瑰；從其遺留下來的玫瑰園和藥草園便可證實。羅馬人擅將玫瑰編織成花圈，製造香水、沐浴用品、甜點，及用來治療宿醉。

古希臘和羅馬神話中，玫瑰往往象徵愛神和愛情。神話述及玫瑰的由來，說法不一。有些認為玫瑰是愛神維納斯（其希臘名為亞弗拉蒂媞）流下的第一滴眼淚乾涸後所形成的；另一種說法則認為是她自海中出生時所收到來自天神的禮物。

而關於玫瑰花的顏色，也有幾則神話故事。一種說法是：愛神在尋找她的情人阿多尼斯（Adonis）時，一時心急，不慎被玫瑰刺到手指，滴下的血染紅了玫瑰花；另一種說法則認為是愛神之子丘比特的頑皮傑作，因它把一杯紅酒倒在未開花的玫瑰樹叢後，開出的花便呈酒紅色。再有一則也是關於丘比特的故事：它有一回低頭聞玫瑰花香時，不慎被蜜蜂螫到了。情急之下便拿出一把箭向蜜蜂射去，豈料未射中蜜蜂卻中了玫瑰樹叢，從此以後，玫瑰樹叢裡便開始生長荊刺。

從這些故事裡，不難探出為何玫瑰是長久以來代表愛情的象徵。玫瑰花的豔麗和香味，足以打動人類的各種官能感覺；像愛情一樣，令人不由自主地陶醉其中。但是玫瑰花雖嬌美，假若不慎一頭栽進花叢裡，一定被其刺得遍體鱗傷；一如愛情有時也會傷人甚深。

不論神話故事所述為何，玫瑰精油卻是所有植物精質油中，毒性最少且質地最溫和的精質油。它的香味宜人、濃郁且持久。古代文化中，已懂得玫瑰能振奮提神，甚至引起性慾。玫瑰精油呈淡綠中帶橘色，可算是最具殺菌力的植物精質油。因此，它可以用來做成皮膚調理水，特別適合敏感、受傷或過乾的膚質。它也能治療眼部發炎疾病。

傳說玫瑰油第一次被發現，乃在波斯地區的一場婚宴上。當時皇室花園周圍有條運河圍繞，裡面流著玫瑰水。陽光照射加熱後，玫瑰油漸漸釋出且浮上水面。波斯人將之搜集並加以檢驗，從此便發現玫瑰油，開始以蒸餾法大量生產玫瑰油。

當今最珍貴的上好玫瑰油產自保加利亞；其玫瑰花種為大馬士革玫瑰。一滴玫瑰油要花費三十朵花；六萬朵花才能生產出一盎司的油。在法國南部也有以人工方式栽種玫瑰，以因應香水製造業所需。

中世紀流傳至今的藥草文獻，一致記錄著玫瑰的醫療特性。玫瑰能清潔、舒緩；尤其對婦女疾病具良好的調節作用，玫瑰油能調順生理週期，並能治療生殖管道方面的感染。玫瑰花茶是至今所發現治療月經痙攣最佳的安全藥方。

除了婦女保健用途，玫瑰油對其他器官系統亦具功能。它能潔淨消毒血管和消化系統。也可當做血管刺激劑，調節微血管並促進血液循環，潔淨血液維持心臟和脾臟正常運作。就消毒消化系統來說，玫瑰油可除去多餘的膽汁，強化胃部功能，並治療便秘、噁心和嘔吐現象。由於玫瑰油對血管、神經和消化系統都具療效，故應用在因壓力而引起的疾病如胃潰瘍、心臟疾病及焦慮症等，特別有效。

玫瑰也是一用途廣泛的香料。它可以增加下列產品的香氣（味），如蠟燭、蜂蜜、醋、酒、喉嚨糖漿、鼻咽壺、調味醬以及乾燥花。而世上最普遍最受歡迎的化妝品，往往也散發著玫瑰的甜美香氣，包括香水、香皂、化妝水、浴鹽等等。號稱世上最貴的香水品牌「歡愉」，便是以茉莉花和玫瑰花精質油調配而成的。

茲將玫瑰的功能和特性摘要如下：

- 具顯著的殺菌功能。
- 調節婦女體質和生理週期。
- 調理敏感性肌膚。
- 具舒緩作用。
- 治療生殖管道感染。
- 具清潔、消毒作用。
- 調節消化系統。

27. 迷迭香（Rosemay）

學名為 Rosmarinus Officinalis，屬薄荷科長年生植物，本身具濃郁強烈的香氣。它的學名原意為「海洋之露水」，原因在於迷迭香嗜生長在溫暖潮濕的海岸地區。原生地遍及地中海沿岸地帶、南斯拉夫、瓜地馬拉和哥斯大黎加等地。如今，這種具商業價值的藥草，已普遍栽種於全世界各地。迷迭香草叢可長到六呎高，花狀小，間斷地生長於枝葉上，花色為粉藍色；其葉含豐富的膠脂，觸感極其柔細。接近地面的葉片呈銀灰色，面朝上的葉子則是深綠色。

迷迭香香氣的濃郁程度極高，一個人只需以手拂摸過草叢，手掌間立即沾滿它的香氣。由於香氣強烈且持續，迷迭香被喻為記憶的象徵。

在西方文化中，迷迭香可以算是最受大衆喜愛的藥草；它也常出現在一些傳奇故事當中。雖然一般人只認為迷迭香是烹飪用的香料，但它的功用尚不僅於此。古希臘哲學家用迷迭香製成花環戴在頭上，除了藉其香氣提神醒腦，尙期望能增進自己的記憶力。因迷迭香象徵

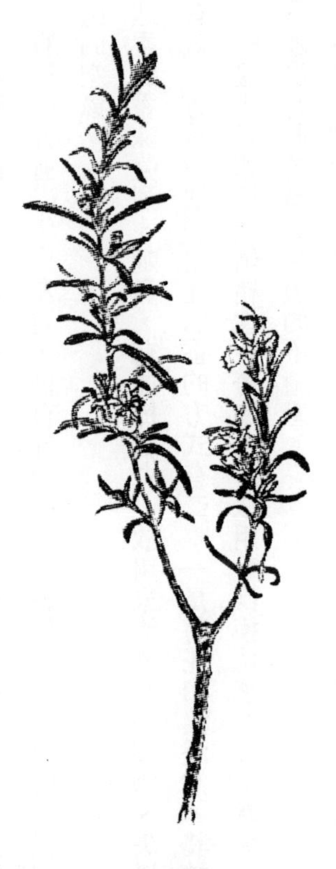

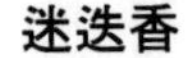

迷迭香

「記憶」，故婚禮中的新娘捧花少不了它，取其愛的忠貞永不凋褪之意；而葬禮的祭花也用到迷迭香，表示死者將永為後人懷念。

庇里尼聲稱迷迭香對黃疸病、弱視和一般傷口具療效；之後，十七世紀有位藥草學家也贊同前人的發現。西元六世紀，查理曼大帝非常喜歡迷迭香，下令全帝國版圖裡的花園都要種植它。直至一九五〇年代左右，仍有部分歐洲偏遠地區的小醫院，以燃燒迷迭香的方式來消毒病房的空氣。

迷迭香的香味強烈、刺鼻，有如樟腦丸；故用來治療精神衰弱、失憶症、神經錯亂和憂鬱症最有效。芳香療法利用迷迭香的方式有二：一是將花和葉浸泡，其精華則以蒸餾法自花朵萃取；一般人若頭痛或情緒性疲勞時，可以用手拂摸過迷迭香，然後以鼻嗅雙掌。此一簡易的芳香療法有助於減緩身體的不適感。

迷迭香精質油色呈透明狀，香氣強烈，嚐起來卻不苦澀。肌肉因風濕症酸痛時，只需以少許迷迭香油混合較多量的橄欖油，按摩皮膚疼痛部位，則可稍減痛楚。沐浴時使用迷迭香油，消除疲勞的效果亦大。內服迷迭香油，可以減輕肝臟功能失調、胃痛和腹絞痛。在神經系統的療效也很顯著：可以矯正神經失調、減輕偏頭痛、神經緊張性頭痛和暈眩現象。若過量使用，其作用強烈得足以引發癲癎症。

迷迭香精質油也被用來當做鎮定心臟方面功能的藥物，不僅可使心跳正常，也可降低血管中的膽固醇，並使血壓過低現象正常化。人體衰弱或出現昏沈欲睡時，均可用迷迭香提神醒腦。

迷迭香油尚具數項美容作用。十四世紀時，匈牙利帝國的伊莉沙白女王所使用的潔膚品，乃以迷迭香製成之；據說有保濕、防止頭髮掉落及治療頭皮屑的功能，並能滋潤皮膚和頭髮的光澤健康。同時也可以當作天然的體香止汗劑及空氣芳香劑。

古龍水製造成分中，迷迭香是不可或缺的成分之一。因為迷迭香對神經系統具療效，故抹擦一點兒迷迭香古龍水於太陽穴上，可減輕頭痛現象。茲將其功能及特性摘要如下：

- 消除精神疲勞。
- 刺激記憶。
- 平撫風濕性肌肉酸痛。
- 增強活力且減輕消化性病痛。
- 天然的體香劑和芳香劑。

28.鼠尾草（Sage）

學名為Salvia Officinalis。它是唇形科中擁有最多品種的植物；園藝鼠尾草是最常見的品種。此木生灌木叢通常是全年生；但有些地區的夏季過於酷熱，便會掉葉。因為鼠尾草具濃郁香味，因此，它在世界各地都被栽培種植。鼠尾草的葉片肥碩，葉面稍有縐摺，呈灰白色。它的主要功能是供烹飪添加香料之用。英國人喜歡把它調在乳酪裡面；俄羅斯人用它添加於感恩節的應節鵝肉盤中；美國人也喜以鼠尾草為感恩節大餐的香料，除了烹飪用途外，它還是防止老化的一大保養聖品。

鼠尾草的原名源自拉丁文，本意是「獲拯救」。事實上，鼠尾草最初的功能是醫療用藥草。它在古羅馬帝國時期及中世紀，都是普遍受重視的草藥；功能廣泛，自減輕頭痛以至增加智慧，據說無所不能。自十七世紀遺留下來的醫學手記中曾記載，當時美洲亦有人已開始栽種鼠尾草，製成草藥。數個民族文化皆把鼠尾草視為賜予永恆青春植物。

鼠尾草的葉子、花朵和精華，均具芳香療效價值。其精質油呈透明狀，散發著花香。它

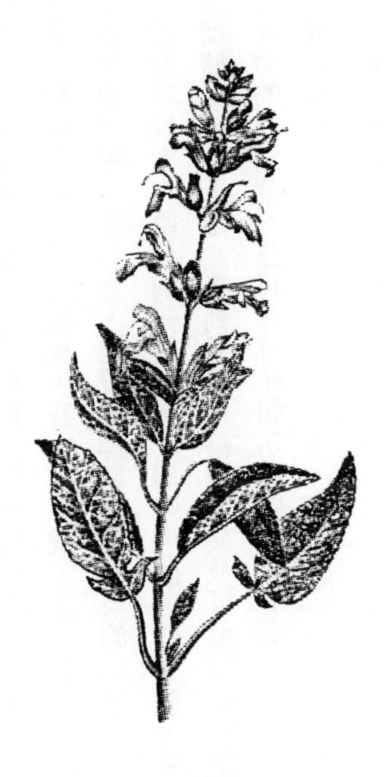

鼠尾草

之所以是很有效的藥，乃因其強大的威力，若大量使用，可能會使神經系統中毒。

鼠尾草的特質有：提神、增加活力、抑菌、鎮定痙攣現象。它也能使全身恢復正常運作，特別是對神經系統、消化系統和肺部組織有效。它最常被用來治療消化不良、貧血、低血壓以及神經痛。也可用來清洗牙齒、預防齒齦炎和牙床疾病。若漱口水中加入鼠尾草精華，可以治療口腔發炎。鼠尾草的葉子曬乾後，在室內燃燒，是上好的室內芳香劑和殺菌劑。將之搗碎後敷在蚊蟲蜜蜂叮咬的傷口上，能發揮抑制細菌發炎的功效。

尚法內博士還聲稱婦女在臨盆前一個月，定期服用鼠尾草浸劑，可減輕生產疼痛。它同時可調節婦女生理期，使其正常。直到最近，科學家又分析得知鼠尾草含有動情激素，是刺激雌體具備生殖能力的荷爾蒙。茲將其特性與功能摘要如下：

- 具提神、殺菌作用。
- 使神經、消化等系統運作正常。
- 調節生理週期。
- 預防牙床疾病。
- 可當做室內除臭劑和殺菌劑。

29. 檀　香（Sandalwood）

學名為 Santalum Album 或 Santalum Spicatum ，它生長於東印度、中國部分地區及澳洲等地。檀香木質地堅硬且紋理密實，淡色中散發香味，為一長年生木本植物。它基本上分成二大類：白檀香樹生長於亞洲，而顏色較深的檀香樹則限於澳洲。檀香樹平均高度約二十到三十呎；花朵的顏色計有黃色、紅色或偏淡紫的粉紅色。

檀香自古以來便受到人們的喜愛；它可供製造成香柱以及化妝品。目前發現它最早被人們所應用的年代是西元前五世紀。在印度和埃及，檀香常被用來製成香柱、香精，以及專供皇帝和祭師使用的高貴香油。

東方民族則喜歡用檀香木製成高級的傢俱，專供廟宇裝飾，因為檀香木具有獨特的香氣，可驅蟲防蛀，有益延長使用壽命。檀香則是今日印度最普遍用到的香木。

現代人利用檀香木萃取其精華。檀香精質油濃稠中帶有淡黃綠色，嚐起來其味道極苦。在所有精華中，檀香油大概是最貴的香料。因為它質純且性質穩定，可當做香水的基主調。

檀香聞起來香甜，似玫瑰花芬芳，容易令人聯想到異國東方情調；甚至可當做引起性慾的春藥。

檀香的殺菌功能極強，特別是治療呼吸道黏膜及生殖管道感染症狀。它的清痰和鎮定痙攣的功能，可有效治療喉嚨痛、慢性咳嗽、支氣管炎和鼻竇炎。吸入檀香的香味可克服沮喪和消除憂鬱。然而，檀香穩重的香味使它發揮平撫鎮定的效能，而非提神刺激作用。

檀香油純粹應用在化妝品上，是一大護膚良品。它是溫和的收斂水，可減輕皮膚癢痛紅腫以及發炎現象；治療面皰發炎的功能也不小。

茲將其特性及作用摘要如下：

- 溫和的收斂劑和殺菌劑。
- 治癒生殖管道傳染症狀。
- 具清痰和鎮定痙攣效果。
- 克服緊張和消除焦慮。
- 溫和的鎮靜物質。

30.香薄荷（Savory）

學名為Satureja Montana。為屬於唇形科的一長年生草本植物，其葉細小卻能散發濃郁撲鼻的香味，花朵則呈白色小朵狀。原生地在南歐。芳香療法最常用的品種是冬香薄荷，因為它到冬天仍能茂盛地生長。它應用在烹飪方面已有一段歷史，特別是用來製作鼠肉的香料及增強蔬菜味。

人們也喜歡將之與豆類或家畜肉類調味。香薄荷的葉子嚐起來有點苦辣。中世紀的許多香草專家認同香薄荷汁可以促進消化作用，治療口角炎和喉嚨痛以及減輕牙痛。最近在法國的蒙培里耶（Montpelier）有一研究小組，證實香薄荷的精華具顯著的抑菌和殺菌功能。由此可見古人的說法並非無稽之談。

香薄荷精油是透過水蒸氣蒸餾法取得。它主要用來當做助消化劑及提神劑。因此不論何種病症如腸胃不適、胃脹氣、腹瀉、胃神經痛等等，它都可有效治療。茲將其特性和功能摘要如下：

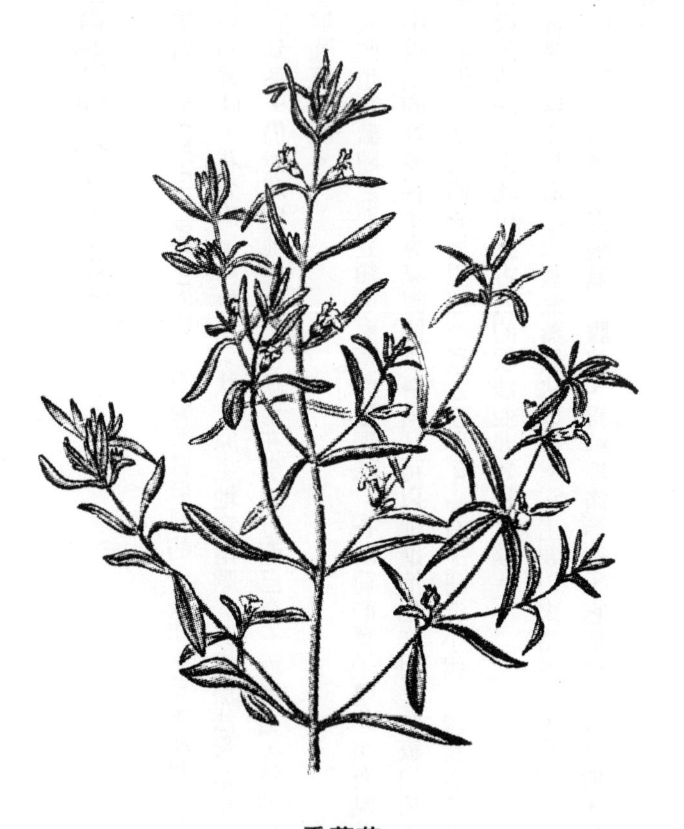

香薄荷

- 抑菌和殺菌功能。
- 促進消化刺激精神。

31. 麝香草（Thyme）

學名為 Thymus Vulgaris。它是唇形科屬草本植物，草叢長得不高，會開白、粉紅、紅花。且葉子會散發香氣。麝香草生長在英格蘭和蘇格蘭的沼澤區。麝香草的品種有四百多種，然而這數字也許不準；因為麝香草很容易繁殖與別的品種雜交，故新品種可能隨時出現。但一般而言，麝香草有蔓生麝香草和立生麝香草二大類。

立生種最適合烹飪，它可謂世界各民族都愛用的香料。適合用於悶燒、葉菜類、荳莢類和魚類。用量以少量為佳，因為麝香的香味濃郁，往往會蓋過其他香料。麝香草、月桂葉和荷蘭芹並列為法國菜的三大香料。

麝香草原名源自希臘文，原意為「進貢祭品」，它的香味，天神和人類都喜愛，因此常製成香柱在神殿裡燃燒。古代人認為人類的靈魂住在麝香草花朵裡，故葬送死人時通常會獻上麝香草枝葉，祝福死人安全抵達另一個世界。

中世紀歐洲人愛用麝香草；人們將它製成咳嗽糖漿，西班牙人用它來保存加工橄欖。移民者將它傳入美洲。他們發現將豬油混以麝香草，可以使味道更可口。現代科學家發現麝香草具抗氧化特性，足以了解古人將之用來保存新鮮食物的道理。

麝香草也是勇氣的象徵。將之加在啤酒或湯裡調味，據說可去除羞怯。法國共和黨員在策動大革命前夕，每次秘密集會時，都會帶一根麝香草枝葉，做為他們誓言抗爭到底的信物。這個象徵意義後來證實並非空穴來風。因為芳香療法治療師證實麝香草具提神、振奮精神的作用，可使思路清晰並去除膽小、懦怯感。

萃取麝香草的方法有二種：直接將其葉和花瓣搗碎擠汁，或是用蒸餾法萃取其精質油。不論那一種萃取物，都會散發清新的香味。

古代一些著名的醫生如戴奧斯柯瑞底斯（Dioscorides）、希波克拉提斯（Hippocrate-s）、庇里尼（Pliny）和魏吉爾（Virgil），都把麝香草當做重要的藥物。現代的芳香療法學家及藥草學家也一致認同。

甚至在人工化學製藥業中，有時會添加麝香草精華。它的殺菌力較原先人類認為最有效

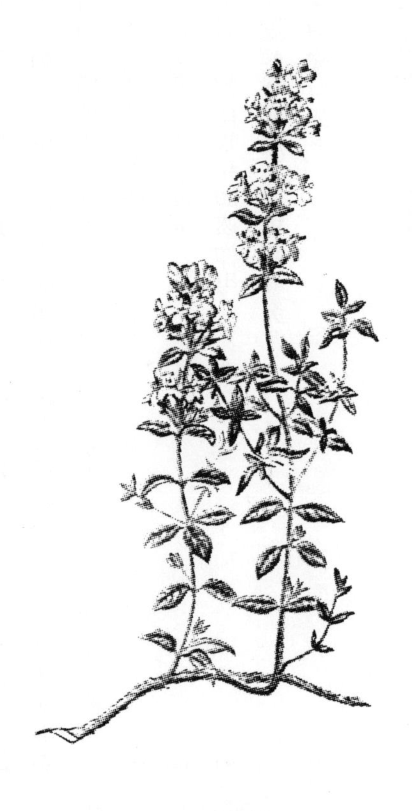

麝香草

的酚還要強力。麝香草可有效治療感冒和頭痛，它的鎮定痙攣作用和清痰功效，可減輕長期性咳嗽和氣喘的症狀。麝香草可抑制腸、肺和生殖管道內的細菌生長；也可中和蛇蟲等之咬傷。咀嚼麝香草葉能減輕喉嚨痛和扁桃腺炎。將曬乾的葉子在水中煮沸，其汁液可充當養髮劑，以免頭髮掉落。此外，乾葉也可當做牙膏，除了可強化牙齒也能去除口臭。

茲將其特性和功能摘要如下：

- 殺菌及消毒功能。
- 具鎮定痙攣和清痰作用。
- 減輕喉嚨痛和扁桃腺發炎。
- 消除口臭。

32. 香水樹（Ylang-ylang）

學名稱為 Cananga Odorata。它是長於東印度，屬番荔枝科的木本植物。樹高約六十呎，所開的花呈黃綠色，花形碩大，散發奇香無比的味道。

香水樹，原意是「花中之王」。的確，香水樹最令人印象深刻的特徵就是其豔麗肥碩的花朵，散發的香味似杏仁和茉莉混合物。香水樹精華以蒸餾法自花朵中萃取。精質油呈淡黃色，氣味香甜，但嚐起來略帶苦澀。

香水樹精華對神經系統具鎮定、加強促使安樂的作用；故可有效治療焦慮症、高血壓和高度緊張。並能使心跳加快、呼吸急促的現象得以平緩。其殺菌力可有效治療腸胃傳染病。

香水樹精質油是製香水業者最愛使用的一種香油，它可以直接製成香水，也可與其他香精混合，或加在沐浴油中，使全身散發無比的香味。正因其香味濃郁，故也當做引起性慾的引誘劑。它對皮膚具撫平鬆解效果，常製成皮膚保養品，最適合油性肌膚者使用。香水樹精質油不可大量使用，否則很可能引起頭痛或嘔吐。

茲將其特性和功能摘要如下：

- 具鎮定作用，能使感覺安樂。
- 為一有效的引起性慾劑。
- 平撫鬆解皮膚。
- 避免過量使用，否則容易引起頭痛及嘔吐。

附錄：香水的簡介

「香水」一字源於拉丁文，原意指「具穿透力的煙霧」。雖然此字源於拉丁文，但製香水業的歷史卻比古羅馬帝國還要悠久。它的前身是在宗教典禮中使用的香柱；它也被用來當做驅除惡魔和殺死細菌的空氣芳香劑；人類又將之應用在異性性交過程上。今日我們所見到的「香水」，其實是源自數百年前東方的化妝品。

但是不只是亞洲民族，香精也同時深受古希臘、羅馬、埃及各族之喜愛。不管是男人或女人，都好以香味裝飾自己，吸引異性。男人塗抹香油於長鬍子的部位、眼瞼、腳底，甚至還遍及他們使用的手帕或文具用品。

埃及人製造的貯存香精專用瓶，曾被後代考古學家在法老王金字塔墓穴裡發現。埃及人擅用香柏油製成香精陪葬，它具有防腐功能。埃及豔后克里歐帕特拉最愛用香水，她所到之處，無不飄散著濃郁的香氣；因為她在身體每一部位都抹上不同香水。

據說，她的腳散發著杏仁油、橙花、蜂蜜、肉桂和指甲花混合而成的香氣；她歡迎安東尼凱旋歸來的禮台，乃以珍貴的香柏木所搭建。她最為人所稱道的繁複精緻之香浴方法，便是後來流行的羅馬浴。

羅馬人崇尚使用香水。他們慣於在手掌上塗抹香油，與人見面握手時傳達香味，互相表示禮貌，另一方面則希望對方能聞到香味時，仍記得當時見面的景象。羅馬人也是最早懂得在手腕上抹香油的民族。因為他們極重視在公開場合演講，手腕抹上香水，香氣可隨著手勢揮動傳達給聽衆，藉以讓大衆陶醉，進而容易接納自己宣揚的意見。皇室貴族階級的家中，時時都燃燒香柱，臥房也都灑滿鮮花，可見其對香味的喜好程度。

羅馬帝國滅亡後，香水文化向東方傳播。到十三世紀十字軍東征後，才再將香水文化和製作技術傳回西方世界。到了十六世紀，香水已成為歐洲人生活中的普遍日常用品。

中世紀的歐洲人，喜歡將衣服置放在當季開花的花香袋裡。例如，夏季時便用玫瑰、董菜和百合花；冬天則用麝香、蘆薈和香膠。當時的衛生環境及人們的衛生習慣，皆無法讓人常常洗澡，故如何增加衣物香氣來掩蓋汗臭，變成一件極必要的事。中世紀歐洲人咸信香水可以使血液循環更快速，皮膚因而更富有光澤。後代的芳香療法學家認為此乃因香水的主要成分是植物精華，有些植物精華的確具有促進血液循環的功能。

文藝復興時期，英王依莉莎白女王，每天都要抹香水在手套、外套和鞋子上。她最愛用的香水製法如下：將八公克的麝香加入八匙的玫瑰水中，再加上四分之一盎斯的糖，煮沸五小時後濾乾而成。同時期的一些民間藝術家，也製作乾燥花香袋或有香味的檯燈，供民眾購買享用。

在法國的羅浮宮裡，講究的貴族婦人，每天都穿著散發不同香氣的衣裳。甚至像拿破崙在東征西討時，還非常講究香氣的適足性，他堅持士兵要供應他香皂及古龍水。拿破崙的情人約瑟芬，最愛堇菜香水。拿破崙凱旋歸國的那一天，她全身灑滿香水，當做歡迎他勝利歸來的最佳禮物。

美國歷史最悠久的古老芳香製品公司卡斯威爾梅西公司（Caswell-Massey Company），其招牌香水「六號古龍水」。據說就是當代香水聖品「香奈兒五號」的前身。

香水與宗教儀式的關係，自古以來便極密切。幾個古老文化都會將濃郁香味的植物樹膠木材製成香柱，於祭祀時燃燒以取悅天神。埃及的祭師是最早的芳香師。至今在某些天主教堂裡，仍可聞到祭祀香柱的香氣。聖經裡充滿對香氣的描述，特別是在「所羅門王之歌」一篇中。回教精神領袖穆罕莫德，也鼓勵其信徒抹香水，以表示敬神。

人類對香水的喜愛程度，不亞於植物、動物及昆蟲界生物。我們人體也會產生體味，其味雖然不若動、植物般明顯，但已足以吸引異性，劃分領域，並成為個人辨識的一大指標。

有趣的現象之一是，多年來一些最名貴的香水，其香精成分來自動物的分泌物；包括鯨魚、貓、海狸以及鹿。人們如何發現該分泌物的香氣，至今已不可考。然而我們卻瞭解，鹿的分泌液麝香，能使女性生理期縮短，使其卵子快速成熟。由此可見為何麝香往往隱喻男性雄風的原因。

人類的科技，已能成功地用人工方法，合成一些動物身上物質所散發的香味。然令人遺憾的是，植物精華也已被合成化學技術取代。

自十九世紀以來，因為合成化學物質的製造成本低廉，故漸漸取代許多天然物質，當做製造香水的原料。至今在製造昂貴高級香水時，仍會採用玫瑰、茉莉花、薰衣草、肉桂、印度薄荷、香茅草、檀香和迷迭香等天然植物精華。

美國因為沒有種植部分藥草，故用各式化學物質代替天然成分，製造標準愈來愈高的香水。現在隨著芳香療法漸漸復甦，許多精質油均可進口，供消費者選用。

各種植物產生精華的部位不一，基本上精質油都存在於樹葉、樹皮、木材本身、根部和花朵。花朵的精華隱藏在囊狀組織內；欲萃取香花精質油，其過程既耗時又昂貴。常見的三種萃取方法概敍如下：

1.水蒸氣蒸餾法：煮沸的水產生蒸氣，穿透植物；精質油遇熱則化成氣體；再經導管冷卻回復成液體狀態。

2.溶劑萃取法：花瓣浸泡在溶液中，除去溶劑後會留下一層薄薄的蠟膜，上面便殘留著精質油。精質油隨後再以乙醇溶解，促使油質浮上表面。然後以加熱方式讓乙醇揮發，最後就剩下純度、濃度極高的精質油。

3.浸漬法：將花瓣浸漬於一層平鋪的油脂薄層。油脂會吸收花瓣所含的精質油。漸漸地精質油形成漿狀物。然後再以酒精加工處理，使精質油與原油脂分離。

雖然我們把古龍水和淡香水都稱為香水，事實上「香水」一意是指純度極高的香精油。因其純度高且量少，故價格偏高。一般而言，香精含十到二十百分比的精質油；古龍水只含三到五個百分比；而淡香水更稀淡，只含二個百分比的香精。

香水業是一賺錢行業，有趣的是其收入有百分之八十來自出售有香味的產品，而非人類使用的香水。我們每天所接觸到東西，都帶有香味，例如，家用清潔劑有添加香料；化學製品也添加香料以掩蓋其化學藥品味；購物中心在空調處釋放比薩的香味，吸引顧客光臨餐廳，超級市場充滿著空氣芳香劑、地毯芳香劑、衣物床單芳香劑。香氣似乎已成為推銷某一商品的決定因素之一。產品不香，顧客不會購買它們。

香水對人類心理和生理方面具深奧的影響力。氣味很容易勾起人們的回憶。神經生物學家們也經由研究證實：增加辦公環境的香氣可提高工作效率。儘管現代科學已如此進步發達，科學家至今無法清楚解釋嗅覺和情緒之間的因果關係；而人類辨別不同味道的能力及其生物、化學的過程，目前真相尚未查明。欲以文字形容香水的味道，是件頗困難的事。嗅覺被喻為「沈默的感官」，道理即在此。

不論如何，大家都贊同嗅覺可深刻地影響我們的情緒與行為。只要看看現在市面上流行的香水名稱：慾望、熱情、禁忌、永恆和頹腐。香水業者不斷在創新之餘，我們對古典的純粹香水，如玫瑰香水、茉莉香水的喜愛，仍未稍減。人類對香味的依戀程度，從以下事實便可窺出：今日美國的香水市場是個百億美元的市場大餅。

⑩性格測驗10　由裝扮瞭解人心　淺野八郎著　140元
⑪性格測驗11　敲開內心玄機　淺野八郎著　140元
⑫性格測驗12　透視你的未來　淺野八郎著　140元
⑬血型與你的一生　淺野八郎著　160元
⑭趣味推理遊戲　淺野八郎著　160元
⑮行爲語言解析　淺野八郎著　160元

•婦 幼 天 地•電腦編號 16

①八萬人減肥成果　黃靜香譯　180元
②三分鐘減肥體操　楊鴻儒譯　150元
③窈窕淑女美髮秘訣　柯素娥譯　130元
④使妳更迷人　成　玉譯　130元
⑤女性的更年期　官舒妍編譯　160元
⑥胎內育兒法　李玉瓊編譯　150元
⑦早產兒袋鼠式護理　唐岱蘭譯　200元
⑧初次懷孕與生產　婦幼天地編譯組　180元
⑨初次育兒12個月　婦幼天地編譯組　180元
⑩斷乳食與幼兒食　婦幼天地編譯組　180元
⑪培養幼兒能力與性向　婦幼天地編譯組　180元
⑫培養幼兒創造力的玩具與遊戲　婦幼天地編譯組　180元
⑬幼兒的症狀與疾病　婦幼天地編譯組　180元
⑭腿部苗條健美法　婦幼天地編譯組　150元
⑮女性腰痛別忽視　婦幼天地編譯組　150元
⑯舒展身心體操術　李玉瓊編譯　130元
⑰三分鐘臉部體操　趙薇妮著　160元
⑱生動的笑容表情術　趙薇妮著　160元
⑲心曠神怡減肥法　川津祐介著　130元
⑳內衣使妳更美麗　陳玄茹譯　130元
㉑瑜伽美姿美容　黃靜香編著　150元
㉒高雅女性裝扮學　陳珮玲譯　180元
㉓蠶糞肌膚美顏法　坂梨秀子著　160元
㉔認識妳的身體　李玉瓊譯　160元
㉕產後恢復苗條體態　居理安・芙萊喬著　200元
㉖正確護髮美容法　山崎伊久江著　180元
㉗安琪拉美姿養生學　安琪拉蘭斯博瑞著　180元
㉘女體性醫學剖析　增田豐著　220元
㉙懷孕與生產剖析　岡部綾子著　180元
㉚斷奶後的健康育兒　東城百合子著　220元
㉛引出孩子幹勁的責罵藝術　多湖輝著　170元
㉜培養孩子獨立的藝術　多湖輝著　170元

・健康天地・電腦編號18

①壓力的預防與治療	柯素娥編譯	130元
②超科學氣的魔力	柯素娥編譯	130元
③尿療法治病的神奇	中尾良一著	130元
④鐵證如山的尿療法奇蹟	廖玉山譯	120元
⑤一日斷食健康法	葉慈容編譯	150元
⑥胃部強健法	陳炳崑譯	120元
⑦癌症早期檢查法	廖松濤譯	160元
⑧老人痴呆症防止法	柯素娥編譯	130元
⑨松葉汁健康飲料	陳麗芬編譯	130元
⑩揉肚臍健康法	永井秋夫著	150元
⑪過勞死、猝死的預防	卓秀貞編譯	130元
⑫高血壓治療與飲食	藤山順豐著	150元
⑬老人看護指南	柯素娥編譯	150元
⑭美容外科淺談	楊啟宏著	150元
⑮美容外科新境界	楊啟宏著	150元
⑯鹽是天然的醫生	西英司郎著	140元
⑰年輕十歲不是夢	梁瑞麟譯	200元
⑱茶料理治百病	桑野和民著	180元
⑲綠茶治病寶典	桑野和民著	150元
⑳杜仲茶養顏減肥法	西田博著	150元
㉑蜂膠驚人療效	瀨長良三郎著	150元
㉒蜂膠治百病	瀨長良三郎著	180元
㉓醫藥與生活	鄭炳全著	180元
㉔鈣長生寶典	落合敏著	180元
㉕大蒜長生寶典	木下繁太郎著	160元
㉖居家自我健康檢查	石川恭三著	160元
㉗永恒的健康人生	李秀鈴譯	200元
㉘大豆卵磷脂長生寶典	劉雪卿譯	150元
㉙芳香療法	梁艾琳譯	160元
㉚醋長生寶典	柯素娥譯	180元
㉛從星座透視健康	席拉・吉蒂斯著	180元
㉜愉悅自在保健學	野本二士夫著	160元
㉝裸睡健康法	丸山淳士等著	160元
㉞糖尿病預防與治療	藤田順豐著	180元
㉟維他命長生寶典	菅原明子著	180元
㊱維他命C新效果	鐘文訓編	150元
㊲手、腳病理按摩	堤芳郎著	160元
㊳AIDS瞭解與預防	彼得塔歇爾著	180元

㊴甲殼質殼聚糖健康法	沈永嘉譯	160元
㊵神經痛預防與治療	木下眞男著	160元
㊶室內身體鍛鍊法	陳炳崑編著	160元
㊷吃出健康藥膳	劉大器編著	180元
㊸自我指壓術	蘇燕謀編著	160元
㊹紅蘿蔔汁斷食療法	李玉瓊編著	150元
㊺洗心術健康秘法	竺翠萍編譯	170元
㊻枇杷葉健康療法	柯素娥編譯	180元
㊼抗衰血癒	楊啟宏著	180元
㊽與癌搏鬥記	逸見政孝著	180元
㊾冬蟲夏草長生寶典	高橋義博著	170元
㊿痔瘡・大腸疾病先端療法	宮島伸宜著	180元
51膠布治癒頑固慢性病	加瀨建造著	180元
52芝麻神奇健康法	小林貞作著	170元
53香煙能防止癡呆？	高田明和著	180元
54穀菜食治癌療法	佐藤成志著	180元

•實用女性學講座•電腦編號 19

①解讀女性內心世界	島田一男著	150元
②塑造成熟的女性	島田一男著	150元
③女性整體裝扮學	黃靜香編著	180元
④女性應對禮儀	黃靜香編著	180元

•校 園 系 列•電腦編號 20

①讀書集中術	多湖輝著	150元
②應考的訣竅	多湖輝著	150元
③輕鬆讀書贏得聯考	多湖輝著	150元
④讀書記憶秘訣	多湖輝著	150元
⑤視力恢復！超速讀術	江錦雲譯	180元
⑥讀書36計	黃柏松編著	180元
⑦驚人的速讀術	鐘文訓編著	170元

•實用心理學講座•電腦編號 21

①拆穿欺騙伎倆	多湖輝著	140元
②創造好構想	多湖輝著	140元
③面對面心理術	多湖輝著	160元
④僞裝心理術	多湖輝著	140元
⑤透視人性弱點	多湖輝著	140元

⑤魚戲增視強身氣功	宮　嬰著	220元
⑥嚴新氣功	前新培金著	250元
⑦道家玄牝氣功	張　章著	200元
⑧仙家秘傳袪病功	李遠國著	160元
⑨少林十大健身功	秦慶豐著	180元
⑩中國自控氣功	張明武著	250元
⑪醫療防癌氣功	黃孝寬著	250元
⑫醫療強身氣功	黃孝寬著	250元
⑬醫療點穴氣功	黃孝寬著	250元
⑭中國八卦如意功	趙維漢著	180元
⑮正宗馬禮堂養氣功	馬禮堂著	420元
⑯秘傳道家筋經內丹功	王慶餘著	280元
⑰三元開慧功	辛桂林著	250元
⑱防癌治癌新氣功	郭　林著	180元
⑲禪定與佛家氣功修煉	劉天君著	200元
⑳顛倒之術	梅自強著	元
㉑簡明氣功辭典	吳家駿編	元

•社會人智囊•電腦編號 24

①糾紛談判術	清水增三著	160元
②創造關鍵術	淺野八郎著	150元
③觀人術	淺野八郎著	180元
④應急詭辯術	廖英迪編著	160元
⑤天才家學習術	木原武一著	160元
⑥猫型狗式鑑人術	淺野八郎著	180元
⑦逆轉運掌握術	淺野八郎著	180元
⑧人際圓融術	澀谷昌三著	160元
⑨解讀人心術	淺野八郎著	180元
⑩與上司水乳交融術	秋元隆司著	180元
⑪男女心態定律	小田晉著	180元
⑫幽默說話術	林振輝編著	200元
⑬人能信賴幾分	淺野八郎著	180元
⑭我一定能成功	李玉瓊譯	元
⑮獻給青年的嘉言	陳蒼杰譯	元
⑯知人、知面、知其心	林振輝編著	元

•精 選 系 列•電腦編號 25

①毛澤東與鄧小平	渡邊利夫等著	280元
②中國大崩裂	江戶介雄著	180元

③台灣・亞洲奇蹟	上村幸治著	220元
④7-ELEVEN高盈收策略	國友隆一著	180元
⑤台灣獨立	森　詠著	200元
⑥迷失中國的末路	江戶雄介著	220元
⑦2000年5月全世界毀滅	紫藤甲子男著	180元

・運 動 遊 戲・電腦編號 26

①雙人運動	李玉瓊譯	160元
②愉快的跳繩運動	廖玉山譯	180元
③運動會項目精選	王佑京譯	150元
④肋木運動	廖玉山譯	150元
⑤測力運動	王佑宗譯	150元

・銀髮族智慧學・電腦編號 28

①銀髮六十樂逍遙	多湖輝著	170元
②人生六十反年輕	多湖輝著	170元
③六十歲的決斷	多湖輝著	170元

・心 靈 雅 集・電腦編號 00

①禪言佛語看人生	松濤弘道著	180元
②禪密教的奧秘	葉逯謙譯	120元
③觀音大法力	田口日勝著	120元
④觀音法力的大功德	田口日勝著	120元
⑤達摩禪106智慧	劉華亭編譯	150元
⑥有趣的佛教研究	葉逯謙編譯	120元
⑦夢的開運法	蕭京凌譯	130元
⑧禪學智慧	柯素娥編譯	130元
⑨女性佛教入門	許俐萍譯	110元
⑩佛像小百科	心靈雅集編譯組	130元
⑪佛教小百科趣談	心靈雅集編譯組	120元
⑫佛教小百科漫談	心靈雅集編譯組	150元
⑬佛教知識小百科	心靈雅集編譯組	150元
⑭佛學名言智慧	松濤弘道著	220元
⑮釋迦名言智慧	松濤弘道著	220元
⑯活人禪	平田精耕著	120元
⑰坐禪入門	柯素娥編譯	150元
⑱現代禪悟	柯素娥編譯	130元
⑲道元禪師語錄	心靈雅集編譯組	130元

⑥新創意・賺大錢	王家成譯	90元
⑦工廠管理新手法	琪　輝著	120元
⑨經營參謀	柯順隆譯	120元
⑩美國實業24小時	柯順隆譯	80元
⑪撼動人心的推銷法	原一平著	150元
⑫高竿經營法	蔡弘文編	120元
⑬如何掌握顧客	柯順隆譯	150元
⑭一等一賺錢策略	蔡弘文編	120元
⑯成功經營妙方	鐘文訓著	120元
⑰一流的管理	蔡弘文編	150元
⑱外國人看中韓經濟	劉華亭譯	150元
⑳突破商場人際學	林振輝編著	90元
㉑無中生有術	琪輝編著	140元
㉒如何使女人打開錢包	林振輝編著	100元
㉓操縱上司術	邑井操著	90元
㉔小公司經營策略	王嘉誠著	160元
㉕成功的會議技巧	鐘文訓編譯	100元
㉖新時代老闆學	黃柏松編著	100元
㉗如何創造商場智囊團	林振輝編譯	150元
㉘十分鐘推銷術	林振輝編譯	180元
㉙五分鐘育才	黃柏松編譯	100元
㉚成功商場戰術	陸明編譯	100元
㉛商場談話技巧	劉華亭編譯	120元
㉜企業帝王學	鐘文訓譯	90元
㉝自我經濟學	廖松濤編譯	100元
㉞一流的經營	陶田生編著	120元
㉟女性職員管理術	王昭國編譯	120元
㊱ＩＢＭ的人事管理	鐘文訓編譯	150元
㊲現代電腦常識	王昭國編譯	150元
㊳電腦管理的危機	鐘文訓編譯	120元
㊴如何發揮廣告效果	王昭國編譯	150元
㊵最新管理技巧	王昭國編譯	150元
㊶一流推銷術	廖松濤編譯	150元
㊷包裝與促銷技巧	王昭國編譯	130元
㊸企業王國指揮塔	松下幸之助著	120元
㊹企業精銳兵團	松下幸之助著	120元
㊺企業人事管理	松下幸之助著	100元
㊻華僑經商致富術	廖松濤編譯	130元
㊼豐田式銷售技巧	廖松濤編譯	180元
㊽如何掌握銷售技巧	王昭國編著	130元
㊿洞燭機先的經營	鐘文訓編譯	150元

(52)新世紀的服務業	鐘文訓編譯	100元
(53)成功的領導者	廖松濤編譯	120元
(54)女推銷員成功術	李玉瓊編譯	130元
(55)ＩＢＭ人才培育術	鐘文訓編譯	100元
(56)企業人自我突破法	黃琪輝編著	150元
(58)財富開發術	蔡弘文編著	130元
(59)成功的店舖設計	鐘文訓編著	150元
(61)企管回春法	蔡弘文編著	130元
(62)小企業經營指南	鐘文訓編譯	100元
(63)商場致勝名言	鐘文訓編譯	150元
(64)迎接商業新時代	廖松濤編譯	100元
(66)新手股票投資入門	何朝乾　編	180元
(67)上揚股與下跌股	何朝乾編譯	180元
(68)股票速成學	何朝乾編譯	200元
(69)理財與股票投資策略	黃俊豪編著	180元
(70)黃金投資策略	黃俊豪編著	180元
(71)厚黑管理學	廖松濤編譯	180元
(72)股市致勝格言	呂梅莎編譯	180元
(73)透視西武集團	林谷燁編譯	150元
(76)巡迴行銷術	陳蒼杰譯	150元
(77)推銷的魔術	王嘉誠譯	120元
(78)60秒指導部屬	周蓮芬編譯	150元
(79)精銳女推銷員特訓	李玉瓊編譯	130元
(80)企劃、提案、報告圖表的技巧	鄭　汶　譯	180元
(81)海外不動產投資	許達守編譯	150元
(82)八百件的世界策略	李玉瓊譯	150元
(83)服務業品質管理	吳宜芬譯	180元
(84)零庫存銷售	黃東謙編譯	150元
(85)三分鐘推銷管理	劉名揚編譯	150元
(86)推銷大王奮鬥史	原一平著	150元
(87)豐田汽車的生產管理	林谷燁編譯	150元

・成 功 寶 庫・電腦編號 02

①上班族交際術	江森滋著	100元
②拍馬屁訣竅	廖玉山編譯	110元
④聽話的藝術	歐陽輝編譯	110元
⑨求職轉業成功術	陳　義編著	110元
⑩上班族禮儀	廖玉山編著	120元
⑪接近心理學	李玉瓊編著	100元
⑫創造自信的新人生	廖松濤編著	120元

⑭上班族如何出人頭地	廖松濤編著	100元
⑮神奇瞬間瞑想法	廖松濤編譯	100元
⑯人生成功之鑰	楊意苓編著	150元
⑲給企業人的諍言	鐘文訓編著	120元
⑳企業家自律訓練法	陳　義編譯	100元
㉑上班族妖怪學	廖松濤編著	100元
㉒猶太人縱橫世界的奇蹟	孟佑政編著	110元
㉓訪問推銷術	黃静香編著	130元
㉕你是上班族中強者	嚴思圖編著	100元
㉖向失敗挑戰	黃静香編著	100元
㉙機智應對術	李玉瓊編著	130元
㉚成功頓悟100則	蕭京凌編譯	130元
㉛掌握好運100則	蕭京凌編譯	110元
㉜知性幽默	李玉瓊編譯	130元
㉝熟記對方絕招	黃静香編譯	100元
㉞男性成功秘訣	陳蒼杰編譯	130元
㊱業務員成功秘方	李玉瓊編著	120元
㊲察言觀色的技巧	劉華亭編著	130元
㊳一流領導力	施義彥編譯	120元
㊴一流說服力	李玉瓊編著	130元
㊵30秒鐘推銷術	廖松濤編譯	150元
㊶猶太成功商法	周蓮芬編譯	120元
㊷尖端時代行銷策略	陳蒼杰編著	100元
㊸顧客管理學	廖松濤編著	100元
㊹如何使對方說Yes	程　羲編著	150元
㊺如何提高工作效率	劉華亭編著	150元
㊼上班族口才學	楊鴻儒譯	120元
㊽上班族新鮮人須知	程　羲編著	120元
㊾如何左右逢源	程　羲編著	130元
㊿語言的心理戰	多湖輝著	130元
51扣人心弦演說術	劉名揚編著	120元
53如何增進記憶力、集中力	廖松濤譯	130元
55性惡企業管理學	陳蒼杰譯	130元
56自我啟發200招	楊鴻儒編著	150元
57做個傑出女職員	劉名揚編著	130元
58靈活的集團營運術	楊鴻儒編著	120元
60個案研究活用法	楊鴻儒編著	130元
61企業教育訓練遊戲	楊鴻儒編著	120元
62管理者的智慧	程　義編譯	130元
63做個佼佼管理者	馬筱莉編譯	130元
64智慧型說話技巧	沈永嘉編譯	130元

⑯活用佛學於經營	松濤弘道著	150元
⑰活用禪學於企業	柯素娥編譯	130元
⑱詭辯的智慧	沈永嘉編譯	150元
⑲幽默詭辯術	廖玉山編譯	150元
⑳拿破崙智慧箴言	柯素娥編譯	130元
⑪自我培育・超越	蕭京凌編譯	150元
⑭時間即一切	沈永嘉編譯	130元
⑮自我脫胎換骨	柯素娥譯	150元
⑯贏在起跑點—人才培育鐵則	楊鴻儒編譯	150元
⑰做一枚活棋	李玉瓊編譯	130元
⑱面試成功戰略	柯素娥編譯	130元
⑲自我介紹與社交禮儀	柯素娥編譯	150元
⑳說NO的技巧	廖玉山編譯	130元
㉑瞬間攻破心防法	廖玉山編譯	120元
㉒改變一生的名言	李玉瓊編譯	130元
㉓性格性向創前程	楊鴻儒編譯	130元
㉔訪問行銷新竅門	廖玉山編譯	150元
㉕無所不達的推銷話術	李玉瓊編譯	150元

・處 世 智 慧・電腦編號 03

①如何改變你自己	陸明編譯	120元
④幽默說話術	林振輝編譯	120元
⑤讀書36計	黃柏松編譯	120元
⑥靈感成功術	譚繼山編譯	80元
⑧扭轉一生的五分鐘	黃柏松編譯	100元
⑨知人、知面、知其心	林振輝譯	110元
⑩現代人的詭計	林振輝譯	100元
⑫如何利用你的時間	蘇遠謀譯	80元
⑬口才必勝術	黃柏松編譯	120元
⑭女性的智慧	譚繼山編譯	90元
⑮如何突破孤獨	張文志編譯	80元
⑯人生的體驗	陸明編譯	80元
⑰微笑社交術	張芳明譯	90元
⑱幽默吹牛術	金子登著	90元
⑲攻心說服術	多湖輝著	100元
⑳當機立斷	陸明編譯	70元
㉑勝利者的戰略	宋恩臨編譯	80元
㉒如何交朋友	安紀芳編著	70元
㉓鬥智奇謀（諸葛孔明兵法）	陳炳崑著	70元
㉔慧心良言	亦 奇著	80元

㉕名家慧語	蔡逸鴻主編	90元
㉗稱霸者啟示金言	黃柏松編譯	90元
㉘如何發揮你的潛能	陸明編譯	90元
㉙女人身態語言學	李常傳譯	130元
㉚摸透女人心	張文志譯	90元
㉛現代戀愛秘訣	王家成譯	70元
㉜給女人的悄悄話	妮倩編譯	90元
㉞如何開拓快樂人生	陸明編譯	90元
㉟驚人時間活用法	鐘文訓譯	80元
㊱成功的捷徑	鐘文訓譯	70元
㊲幽默逗笑術	林振輝著	120元
㊳活用血型讀書法	陳炳崑譯	80元
㊴心　燈	葉于模著	100元
㊵當心受騙	林顯茂譯	90元
㊶心・體・命運	蘇燕謀譯	70元
㊷如何使頭腦更敏銳	陸明編譯	70元
㊸宮本武藏五輪書金言錄	宮本武藏著	100元
㊺勇者的智慧	黃柏松編譯	80元
㊼成熟的愛	林振輝譯	120元
㊽現代女性駕馭術	蔡德華著	90元
㊾禁忌遊戲	酒井潔著	90元
㊷摸透男人心	劉華亭編譯	80元
㊸如何達成願望	謝世輝著	90元
㊹創造奇蹟的「想念法」	謝世輝著	90元
㊺創造成功奇蹟	謝世輝著	90元
㊻男女幽默趣典	劉華亭譯	90元
㊼幻想與成功	廖松濤譯	80元
㊽反派角色的啟示	廖松濤編譯	70元
㊾現代女性須知	劉華亭編著	75元
61機智說話術	劉華亭編譯	100元
62如何突破內向	姜倩怡編譯	110元
64讀心術入門	王家成編譯	100元
65如何解除內心壓力	林美羽編著	110元
66取信於人的技巧	多湖輝著	110元
67如何培養堅強的自我	林美羽編著	90元
68自我能力的開拓	卓一凡編著	110元
70縱橫交涉術	嚴思圖編著	90元
71如何培養妳的魅力	劉文珊編著	90元
72魅力的力量	姜倩怡編著	90元
73金錢心理學	多湖輝著	100元
74語言的圈套	多湖輝著	110元

⑮個性膽怯者的成功術	廖松濤編譯	100元
⑯人性的光輝	文可式編著	90元
⑲培養靈敏頭腦秘訣	廖玉山編著	90元
⑳夜晚心理術	鄭秀美編譯	80元
㉑如何做個成熟的女性	李玉瓊編著	80元
㉒現代女性成功術	劉文珊編著	90元
㉓成功說話技巧	梁惠珠編譯	100元
㉔人生的真諦	鐘文訓編譯	100元
㉕妳是人見人愛的女孩	廖松濤編著	120元
㉗指尖・頭腦體操	蕭京凌編譯	90元
㉘電話應對禮儀	蕭京凌編著	120元
㉙自我表現的威力	廖松濤編譯	100元
㉚名人名語啟示錄	喬家楓編著	100元
㉛男與女的哲思	程鐘梅編譯	110元
㉜靈思慧語	牧　風著	110元
㉝心靈夜語	牧　風著	100元
㉞激盪腦力訓練	廖松濤編譯	100元
㉟三分鐘頭腦活性法	廖玉山編譯	110元
㊱星期一的智慧	廖玉山編譯	100元
㊲溝通說服術	賴文琇編譯	100元
㊳超速讀超記憶法	廖松濤編譯	140元

・健康與美容・電腦編號04

①B型肝炎預防與治療	曾慧琪譯	130元
③媚酒傳（中國王朝秘酒）	陸明主編	120元
④藥酒與健康果菜汁	成玉主編	150元
⑤中國回春健康術	蔡一藩著	100元
⑥奇蹟的斷食療法	蘇燕謀譯	110元
⑧健美食物法	陳炳崑譯	120元
⑨驚異的漢方療法	唐龍編著	90元
⑩不老強精食	唐龍編著	100元
⑫五分鐘跳繩健身法	蘇明達譯	100元
⑬睡眠健康法	王家成譯	80元
⑭你就是名醫	張芳明譯	90元
⑮如何保護你的眼睛	蘇燕謀譯	70元
⑲釋迦長壽健康法	譚繼山譯	90元
⑳腳部按摩健康法	譚繼山譯	120元
㉑自律健康法	蘇明達譯	90元
㉓身心保健座右銘	張仁福著	160元
㉔腦中風家庭看護與運動治療	林振輝譯	100元

㉕秘傳醫學人相術	成玉主編	120元
㉖導引術入門(1)治療慢性病	成玉主編	110元
㉗導引術入門(2)健康・美容	成玉主編	110元
㉘導引術入門(3)身心健康法	成玉主編	110元
㉙妙用靈藥・蘆薈	李常傳譯	150元
㉚萬病回春百科	吳通華著	150元
㉛初次懷孕的10個月	成玉編譯	130元
㉜中國秘傳氣功治百病	陳炳崑編譯	130元
㉟仙人長生不老學	陸明編譯	100元
㊱釋迦秘傳米粒刺激法	鐘文訓譯	120元
㊲痔・治療與預防	陸明編譯	130元
㊳自我防身絕技	陳炳崑編譯	120元
㊴運動不足時疲勞消除法	廖松濤譯	110元
㊵三溫暖健康法	鐘文訓編譯	90元
㊸維他命與健康	鐘文訓譯	150元
㊺森林浴—綠的健康法	劉華亭編譯	80元
㊼導引術入門(4)酒浴健康法	成玉主編	90元
㊽導引術入門(5)不老回春法	成玉主編	90元
㊾山白竹（劍竹）健康法	鐘文訓譯	90元
㊿解救你的心臟	鐘文訓編譯	100元
51牙齒保健法	廖玉山譯	90元
52超人氣功法	陸明編譯	110元
54借力的奇蹟(1)	力拔山著	100元
55借力的奇蹟(2)	力拔山著	100元
56五分鐘小睡健康法	呂添發撰	120元
57禿髮、白髮預防與治療	陳炳崑撰	120元
59艾草健康法	張汝明編譯	90元
60一分鐘健康診斷	蕭京凌編譯	90元
61念術入門	黃靜香編譯	90元
62念術健康法	黃靜香編譯	90元
63健身回春法	梁惠珠編譯	100元
64姿勢養生法	黃秀娟編譯	90元
65仙人瞑想法	鐘文訓譯	120元
66人蔘的神效	林慶旺譯	100元
67奇穴治百病	吳通華著	120元
68中國傳統健康法	靳海東著	100元
69下半身減肥法	納他夏・史達賓著	110元
70使妳的肌膚更亮麗	楊　皓編譯	100元
71酵素健康法	楊　皓編譯	120元
73腰痛預防與治療	五味雅吉著	100元
74如何預防心臟病・腦中風	譚定長等著	100元

㊷少女的生理秘密　蕭京凌譯　120元
⑯頭部按摩與針灸　楊鴻儒譯　100元
⑰雙極療術入門　林聖道著　100元
⑱氣功自療法　梁景蓮著　120元
⑲大蒜健康法　李玉瓊編譯　100元
⑳健胸美容秘訣　黃靜香譯　120元
㉒鍺奇蹟療效　林宏儒譯　120元
㉓三分鐘健身運動　廖玉山譯　120元
㉔尿療法的奇蹟　廖玉山譯　120元
㉕神奇的聚積療法　廖玉山譯　120元
㉖預防運動傷害伸展體操　楊鴻儒編譯　120元
㉘五日就能改變你　柯素娥譯　110元
㉙三分鐘氣功健康法　陳美華譯　120元
㉚痛風劇痛消除法　余昇凌譯　120元
㉛道家氣功術　早島正雄著　130元
㉜氣功減肥術　早島正雄著　120元
㉝超能力氣功法　柯素娥譯　130元
㉞氣的瞑想法　早島正雄著　120元

•家庭／生活•電腦編號 05

①單身女郎生活經驗談　廖玉山編著　100元
②血型•人際關係　黃靜編著　120元
③血型•妻子　黃靜編著　110元
④血型•丈夫　廖玉山編譯　130元
⑤血型•升學考試　沈永嘉編譯　120元
⑥血型•臉型•愛情　鐘文訓編譯　120元
⑦現代社交須知　廖松濤編譯　100元
⑧簡易家庭按摩　鐘文訓編譯　150元
⑨圖解家庭看護　廖玉山編譯　120元
⑩生男育女隨心所欲　岡正基編著　160元
⑪家庭急救治療法　鐘文訓編著　100元
⑫新孕婦體操　林曉鐘譯　120元
⑬從食物改變個性　廖玉山編譯　100元
⑭藥草的自然療法　東城百合子著　200元
⑮糙米菜食與健康料理　東城百合子著　180元
⑯現代人的婚姻危機　黃　靜編著　90元
⑰親子遊戲　0歲　林慶旺編譯　100元
⑱親子遊戲　1～2歲　林慶旺編譯　110元
⑲親子遊戲　3歲　林慶旺編譯　100元
⑳女性醫學新知　林曉鐘編譯　130元

㉑媽媽與嬰兒	張汝明編譯	180元
㉒生活智慧百科	黃　靜編譯	100元
㉓手相・健康・你	林曉鐘編譯	120元
㉔菜食與健康	張汝明編譯	110元
㉕家庭素食料理	陳東達著	140元
㉖性能力活用秘法	米開・尼里著	150元
㉗兩性之間	林慶旺編譯	120元
㉘性感經穴健康法	蕭京凌編譯	150元
㉙幼兒推拿健康法	蕭京凌編譯	100元
㉚談中國料理	丁秀山編著	100元
㉛舌技入門	增田豐　著	160元
㉜預防癌症的飲食法	黃靜香編譯	150元
㉝性與健康寶典	黃靜香編譯	180元
㉞正確避孕法	蕭京凌編譯	130元
㉟吃的更漂亮美容食譜	楊萬里著	120元
㊱圖解交際舞速成	鐘文訓編譯	150元
㊲觀相導引術	沈永嘉譯	130元
㊳初為人母12個月	陳義譯	180元
㊴圖解麻將入門	顧安行編譯	160元
㊵麻將必勝秘訣	石利夫編譯	160元
㊶女性一生與漢方	蕭京凌編譯	100元
㊷家電的使用與修護	鐘文訓編譯	160元
㊸錯誤的家庭醫療法	鐘文訓編譯	100元
㊹簡易防身術	陳慧珍編譯	130元
㊺茶健康法	鐘文訓編譯	130元
㊻雞尾酒大全	劉雪卿譯	180元
㊼生活的藝術	沈永嘉編著	120元
㊽雜草雜果健康法	沈永嘉編著	120元
㊾如何選擇理想妻子	荒谷慈著	110元
㊿如何選擇理想丈夫	荒谷慈著	110元
51中國食與性的智慧	根本光人著	150元
52開運法話	陳宏男譯	100元
53禪語經典＜上＞	平田精耕著	150元
54禪語經典＜下＞	平田精耕著	150元
55手掌按摩健康法	鐘文訓譯	180元
56脚底按摩健康法	鐘文訓譯	150元
57仙道運氣健身法	高藤聰一郎著	150元
58健心、健體呼吸法	蕭京凌譯	120元
59自彊術入門	蕭京凌譯	120元
60指技入門	增田豐著	160元
61下半身鍛鍊法	增田豐著	180元

⑫簡明四柱推命學	李常傳編譯	150元
⑬手相鑑定奧秘	高山東明著	200元
⑭簡易精確手相	高山東明著	200元
⑮啟示錄中的世界末日	蘇燕謀編譯	80元
⑯女巫的咒法	柯素娥譯	230元
⑰指紋算命學	邱夢蕾譯	90元
⑱樸克牌占卜入門	王家成譯	100元
⑲Ａ血型與十二生肖	鄒雲英編譯	90元
⑳Ｂ血型與十二生肖	鄒雲英編譯	90元
㉑Ｏ血型與十二生肖	鄒雲英編譯	100元
㉒ＡＢ血型與十二生肖	鄒雲英編譯	90元
㉓筆跡占卜學	周子敬著	220元
㉔神秘消失的人類	林達中譯	80元
㉕世界之謎與怪談	陳炳崑譯	80元
㉖符咒術入門	柳玉山人編	150元
㉗神奇的白符咒	柳玉山人編	160元
㉘神奇的紫符咒	柳玉山人編	200元
㉙秘咒魔法開運術	吳慧鈴編譯	180元
㉚諾米空秘咒法	馬克・矢崎著	220元
㉛改變命運的手相術	鐘文訓編著	120元
㉜黃帝手相占術	鮑黎明著	230元
㉝惡魔的咒法	杜美芳譯	230元
㉞腳相開運術	王瑞禎譯	130元
㉟面相開運術	許麗玲譯	150元
㊱房屋風水與運勢	邱震睿編譯	160元
㊲商店風水與運勢	邱震睿編譯	200元
㊳諸葛流天文遁甲	巫立華譯	150元
㊴聖帝五龍占術	廖玉山譯	180元
㊵萬能神算	張助馨編著	120元
㊶神秘的前世占卜	劉名揚譯	150元
㊷諸葛流奇門遁甲	巫立華譯	150元
㊸諸葛流四柱推命	巫立華譯	180元
㊹室內擺設創好運	小林祥晃著	200元
㊺室內裝潢開運法	小林祥晃著	230元
㊻新・大開運吉方位	小林祥晃著	200元
㊼風水的奧義	小林祥晃著	200元

•教養特輯• 電腦編號07

①管教子女絕招	多湖輝著	70元
⑤如何教育幼兒	林振輝譯	80元

⑲絕妙電話遊戲	開心俱樂部著	80元
⑳透視超能力	廖玉山譯	90元
㉑戶外登山野營	劉青篁編譯	90元
㉒測驗你的智力	蕭京凌編著	90元
㉓有趣數字遊戲	廖玉山編著	90元
㉔巴士旅行遊戲	陳羲編著	110元
㉕快樂的生活常識	林泰彥編著	90元
㉖室內室外遊戲	蕭京凌編著	110元
㉗神奇的火柴棒測驗術	廖玉山編著	100元
㉘醫學趣味問答	陸明編譯	90元
㉙樸克牌單人遊戲	周蓮芬編譯	130元
㉚靈驗樸克牌占卜	周蓮芬編譯	120元
㉜性趣無窮	蕭京凌編譯	110元
㉝歡樂遊戲手册	張汝明編譯	100元
㉞美國技藝大全	程玫立編譯	100元
㉟聚會即興表演	高育強編譯	90元
㊱恐怖幽默	幽默選集編譯組	120元
㊲兩性幽默	幽默選集編譯組	100元
㊹藝術家幽默	幽默選集編譯組	100元
㊺旅遊幽默	幽默選集編譯組	100元
㊻投機幽默	幽默選集編譯組	100元
㊼異色幽默	幽默選集編譯組	100元
㊽青春幽默	幽默選集編譯組	100元
㊾焦點幽默	幽默選集編譯組	100元
㊿政治幽默	幽默選集編譯組	130元
51美國式幽默	幽默選集編譯組	130元

•語 文 特 輯•電腦編號 09

①日本話1000句速成	王復華編著	60元
②美國話1000句速成	吳銘編著	60元
③美國話1000句速成　附卡帶		220元
④日本話1000句速成　附卡帶		220元
⑤簡明日本話速成	陳炳崑編著	90元

•武 術 特 輯•電腦編號 10

①陳式太極拳入門	馮志強編著	150元
②武式太極拳	郝少如編著	150元
③練功十八法入門	蕭京凌編著	120元
④教門長拳	蕭京凌編譯	150元

⑤中國神奇怪案　　人亦奇著　70元
⑥中國奇情小說　　周景雯著　75元

國家圖書館出版品預行編目資料

芳香療法／VIKTOR BLEVI and GRETCHEN SWEEN 著；
梁艾琳譯，——初版——臺北市；大展，民84
面；　公分——（健康天地；29）
譯自：AROMATHERAPY
ISBN 957-557-537-7（平裝）

1.植物性生藥

418.52　　84007874

芳香療法　　ISBN 957-557-537-7

原著者／VIKTOR BLEVI and GRETCHEN SWEEN
編譯者／梁　艾　琳
發行人／蔡　森　明
出版者／大展出版社有限公司
社　址／台北市北投區（石牌）致遠一路二段12巷1號
電　話／(02) 28236031・28236033
傳　眞／(02) 28272069
郵政劃撥／0166955－1
登記證／局版臺業字第2171號
承印者／高星企業有限公司
裝　訂／日新裝訂所
排版者／千兵企業有限公司
初　版／1995年（民84年）9月
2　刷／1996年（民85年）12月〈修訂版〉
3　刷／1997年（民86年）11月
4　刷／1999年（民88年）6月　　定　價／160元